Christina Smaczny
Rainald Fischer
Hans-Eberhard Heuer
Olaf Eickmeier
Manfred Ballmann

CME-zertifizierte Fortbildungsbroschüre
Fallsammlung Zystische Fibrose

Mit freundlicher Unterstützung der Gilead Sciences GmbH

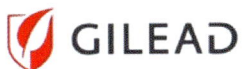

◊ GILEAD

Christina Smaczny, Rainald Fischer,
Hans-Eberhard Heuer, Olaf Eickmeier,
Manfred Ballmann

CME-zertifizierte Fortbildungsbroschüre

Fallsammlung Zystische Fibrose

Mit 34 größtenteils farbigen Abbildungen

Springer

Dr. med. Christina Smaczny
Klinikum der Johann Wolfgang Goethe-
Universität Frankfurt am Main,
Christiane Herzog CF-Zentrum für Kinder,
Jugendliche und Erwachsene Frankfurt am Main,
Theodor-Stern-Kai 7,
60590 Frankfurt am Main

PD Dr. med. Rainald Fischer
Medizinische Klinik Innenstadt/Pneumologie,
Ziemsenstr. 1,
80336 München

Dr. med. Hans-Eberhard Heuer
Kinderarztpraxis,
Friesenweg 2,
22763 Hamburg

Dr. med. Olaf Eickmeier
Zentrum für Kinder- und Jugendmedizin,
Klinikum der Johann Wolfgang Goethe-
Universität Frankfurt am Main,
Theodor-Stern-Kai 7,
60590 Frankfurt am Main

Prof. Dr. med. Manfred Ballmann
Klinik für Kinder- und Jugendmedizin
im St. Josef-Hospital,
Klinikum der Ruhr-Universität Bochum,
Alexandrinenstr. 5,
44791 Bochum

ISBN 978-3-642-23076-9 Springer-Verlag Berlin Heidelberg New York
Bibliografische Information der Deutschen Nationalbibliothek
Die Deutsche Nationalbibliothek verzeichnet diese Publikation in der Deutschen Nationalbiblio-
grafie; detaillierte bibliografische Daten sind im Internet über http://dnb.d-nb.de abrufbar.

Springer Medizin
Springer-Verlag GmbH
ein Unternehmen von Springer Science + Business Media
springer.de

Planung: Diana Kraplow, Heidelberg
Projektmanagement: Dr. Astrid Horlacher, Heidelberg
Lektorat: Silvia Göhring, Heidelberg
Umschlaggestaltung: deblik Berlin
Urhebervermerk: Titelbild Pseudomonas aeruginosa bacteria (SPL/Agentur Focus)
Konzeption und Entwicklung: Dr. Carl GmbH, Stuttgart
Satz und Reproduktion der Abbildungen:
Fotosatz-Service Köhler GmbH – Reinhold Schöberl, Würzburg

SPIN: 80083891

Gedruckt auf säurefreiem Papier   5141 – 5 4 3 2 1 0

Fallsammlung Zystische Fibrose

Diese Fortbildungsbroschüre ist CME-zertifiziert. Unter www.CF-Fallsammlung.de können Sie sowohl die vorliegende Broschüre als pdf einsehen als auch die 20 CME-Fragen beantworten. Durch die Beantwortung der CME-Fragen dokumentieren Sie Ihre Teilnahme an der Fortbildung. Eine einmalige Registrierung ist für die Erstellung der Teilnahmebescheinigung notwendig. Die Teilnahmebescheinigung erhalten Sie als pdf-Datei per E-Mail bei richtiger Beantwortung von mindestens 70 % der 20 Fragen.

Wenn Sie bei der Eingabe der Benutzerdaten das Feld »Einheitliche Fortbildungsnummer (EFN)« ausfüllen, werden die von Ihnen erworbenen CME-Punkte außerdem automatisch an das zentrale CME-Punktekonto der Bundesärztekammer weitergeleitet (elektronischer Informationsverteiler – EIV).

Über die Autoren

Dr. med. Christina Smaczny ist Pneumologin und koordinierende Ärztin des Christiane Herzog CF-Zentrums für Kinder, Jugendliche und Erwachsene am Johann Wolfgang Goethe-Universitätsklinikum Frankfurt am Main.

PD Dr. med. Rainald Fischer leitet das Zentrum für erwachsene Mukoviszidose-Patienten an der Medizinischen Klinik Innenstadt in München.

Dr. med. Hans-Eberhard Heuer leitet das CF-Zentrum Altona in Hamburg und ist Kinderpneumologe in einer kinderärztlichen Gemeinschaftspraxis mit Schwerpunkt Allergologie, Kinderpneumologie und Mukoviszidose.

Dr. med. Olaf Eickmeier ist Facharzt für Kinder- und Jugendmedizin am Christiane Herzog CF-Zentrum des Johann Wolfgang Goethe-Universitätsklinikums.

Prof. Dr. med. Manfred Ballmann leitet die Abteilung Pädiatrische Pneumologie der Ruhr-Universität an der Kinderklinik des St. Josef-Hospitals und das dazu gehörende CF-Zentrum. Er ist Kinderarzt, pädiatrischer Pneumologe und Allergologe.

Inhaltsverzeichnis

Einführung

Dr. Christina Smaczny, Dr. Rainald Fischer

Mukoviszidose (Zystische Fibrose, engl. Cystic Fibrosis, CF) ist eine seltene genetisch bedingte, progredient verlaufende, tödliche Stoffwechselerkrankung. Sie ist die häufigste autosomal-rezessiv vererbte Erkrankung in der kaukasischen Bevölkerung [1]. Zystische Fibrose wird durch einen genetischen Defekt (Mutation) im CFTR-Gen verursacht, der eine Störung des Wasser- und Salztransports zur Folge hat und zur Bildung eines hochviskösen Sekrets führt [2]. Betroffen sind alle Organe mit einer exokrinen Funktion, daher zeigt diese Erkrankung eine Multiorganbeteiligung. Besonders stark sind die Lungen und die Bauchspeicheldrüse betroffen. Auch die Nasennebenhöhlen (Sinusitis), die Haut (Schweißdrüsen sezenieren massiv NaCl), die Leber (fokale Zirrhose, portale Hypertension), der Dünndarm (Obstruktions-syndrom, fettreicher Stuhl) und die Reproduktionsorgane (Infertilitätsproblematik) können beteiligt sein.

Die Lebenserwartung von Patienten mit Mukoviszidose ist in den letzten Jahrzehnten deutlich angestiegen (◨ Abb. 1). CF-Patienten, die nach 1990 geboren wurden, haben eine Lebenserwartung von über 40 Jahren. Gleichzeitig sinken die Morbiditäts- und Mortalitätsraten der Erkrankung [3].

Dazu beigetragen haben einerseits ein optimiertes Ernährungsmanagement, aber vor allem auch optimierte Behandlungsstrategien, die durch die Entwicklung neuer antibiotischer Substanzen und ihren Darreichungsformen ermöglicht wurde [4].

Da intravenös verabreichte Antibiotika bei Mukoviszidosepatienten deutlich geringere Wirkstoffspiegel in den Atemwegen erzielen als dies bei inhalativer Anwendung der Fall ist, wurde die Entwicklung der inhalativen Antibiotika stetig vorangetrieben. Jede Neuzulassung

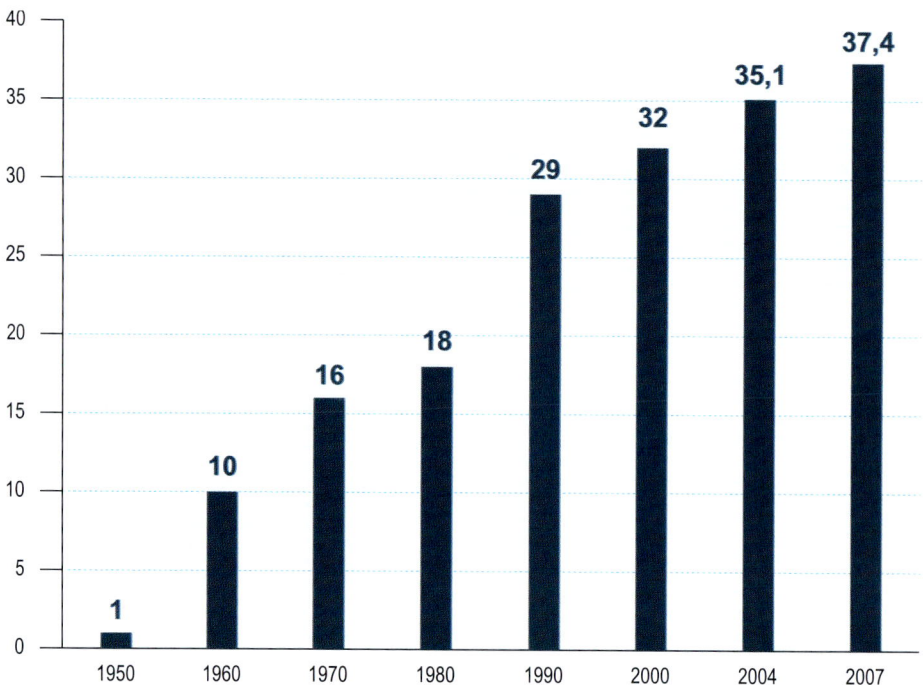

◨ **Abb. 1** Anstieg der mittleren Lebensdauer von CF-Patienten in den USA [5]

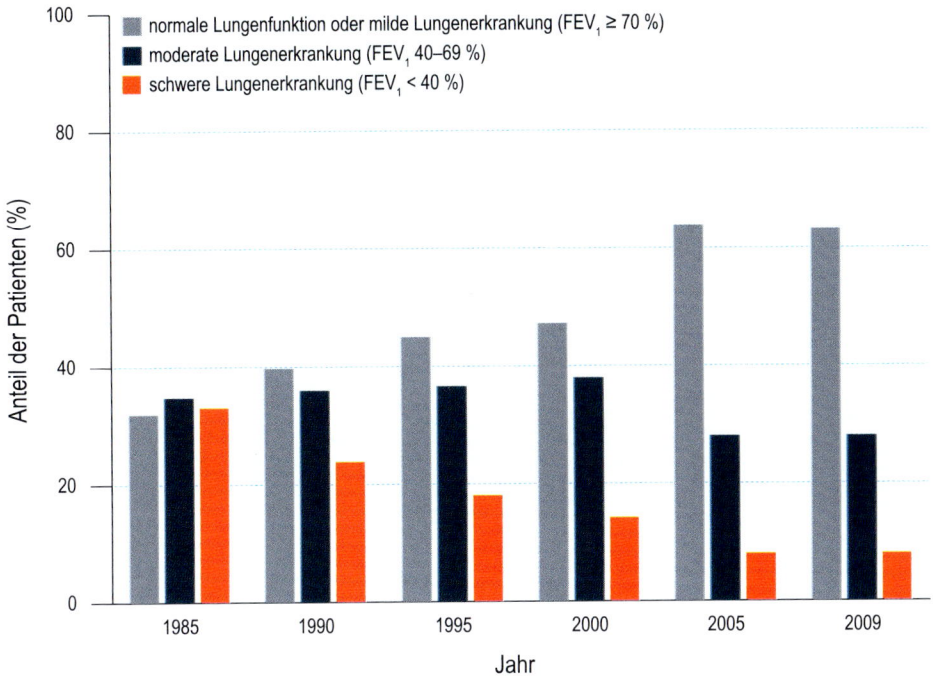

Abb. 2 Lungenfunktion 18-jähriger US-Patienten mit CF (1985–2009) [8]

eines inhalativ verabreichbaren Antibiotikums zur Behandlung einer Lungeninfektionen bei CF-Patienten erhöht die Chancen auf eine (noch) erfolgreichere Therapie.

Aufgrund der Behandlungserfolge hat sich das Bild der zystischen Fibrose zunehmend von einer pädiatrischen zu einer adulten Erkrankung gewandelt. Die Zahl der Erwachsenen mit zystischer Fibrose ist seit den frühen 1970er Jahren um mehr als 400 % gestiegen [6]. Derzeit sind > 45 % der CF-Patienten in den USA Erwachsene [5], in Deutschland haben im Jahr 2007 knapp 48 % aller CF-Patienten das 18. Lebensjahr erreicht [7]. Im nächsten Jahrzehnt wird der Großteil der Menschen mit zystischer Fibrose im Erwachsenenalter sein.

Der Anteil an CF-Patienten mit einer normalen Lungenfunktion bzw. einer milden Lungenerkrankung nimmt aufgrund einer frühzeitigen Diagnosestellung und Fortschritten bei der Behandlung stetig zu. ◻ Abbildung 2 zeigt, wie der Prozentsatz der 18-jährigen CF-Patienten mit normaler Lungenfunktion oder milder Lungenerkrankung im Vergleich zu jenen mit fortgeschrittener Lungenerkrankung in den letzten 20 Jahren gestiegen ist [8].

CF-Patienten produzieren ein für die Erkrankung charakteristisches zähflüssiges, hochvisköses Sekret, das für pulmonale bakterielle Superinfektionen prädestiniert. Es treten häufig akute Bronchitiden und auch Lungenentzündungen auf, die durch viele verschiedene Erreger verursacht werden. Zu den bedeutendsten Keimen bei CF zählen Pseudomonas aeruginosa, Staphylococcus aureus, Haemophilus influenza, aber auch Pilze, wie z. B. Aspergillus fumigatus, oder nichttuberkulöse Mykobakterien. Schnell entwickelt sich eine chronische Bronchitis, die eine Dyspnoe-Entwicklung, eine ventilatorische und respiratorische Insuffizienz zur Folge hat. Die chronische Infektion der Atemwege mit verschiedenen Keimen ist prognoserelevant. Ergebnisse von Untersuchungen zur Bedeutung von Pseudomonas aeruginosa (PA), Burkholderia

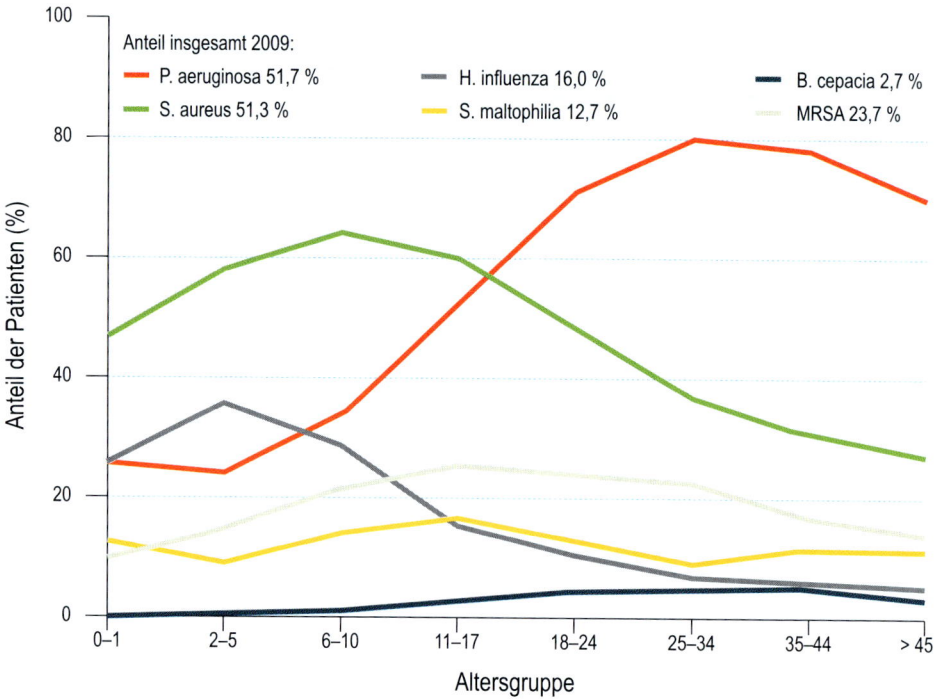

Abb. 3 Altersspezifische Prävalenz von Infektionen bei CF-Patienten, USA (2007) [8, 15]

cepacia oder MRSA auf die Prognose eines Mukoviszidose-Patienten bestätigen die Bedrohung durch Infektionen mit diesen Keimen [9].

Typisch ist eine altersabhängige Abfolge von erregerspezifischen Infektionen (■ Abb. 3). In der Altersgruppe unter vier Jahren leiden bis zu 70 % der CF-Patienten unter Staphylokokken-Infektionen. Das Erregerspektrum ändert sich im zeitlichen Verlauf. Das Risiko, eine Pseudomonas-aeruginosa-bedingte Lungeninfektion zu erwerben, steigt mit dem Alter. Im jungen Erwachsenenalter leiden bis zu 80 % der CF-Patienten an einer chronischen, durch Pseudomonas aeruginosa verursachten Lungeninfektion [10].

Chronische PA-Infektionen führen zu einer (noch) schneller voranschreitenden Gewebedestruktion der Atemwege und des Lungenparenchyms [9]. Sie sind ein signifikanter Prädiktor für die Mortalität von CF-Patienten [11, 12]. Die – durch rezidivierende Entzündungen und Infektionen verursachte – progrediente Gewebedestruktion geht in der Regel mit einer abnehmenden Lungenfunktion einher. Der Lungenfunktionsverlust von erwachsenen CF-Patienten beträgt etwa 2 % pro Jahr (gemessen anhand des FEV_1) [9, 13, 14]. Obwohl sich in den letzten Jahrzehnten die Behandlungsmöglichkeiten stetig verbessert haben, sterben weiterhin 50 % der Patienten, bevor sie das 40. Lebensjahr erreicht haben [15]. Mehr als 80 % der Todesfälle bei CF-Patienten beruhen auf einem Lungenversagen [9]. Dies spiegelt die große Bedeutung wider, die der Prävention und der optimalen Therapie einer Lungeninfektion bei CF-Patienten zukommt.

In der folgenden Fallsammlung werden die Krankheitsverläufe von 9 Patienten mit zystischer Fibrose dargestellt. Zwar bilden die Therapiemöglichkeiten von Lungeninfektionen, und im Besonderen die Behandlung einer Pseudomonas-aeruginosa-Lungenbesiedlung, den Schwerpunkt dieser Fallsammlung, dennoch wurde auch der eine oder andere CF-Fall, der nicht diesen Kern trifft, aber dennoch spannende Komponenten bereithält, mit in die Sammlung aufgenommen. Abgerundet wird die Fallsammlung durch einen Übersichtsartikel zur Antibiotikatherapie bei erwachsenen Mukoviszidosepatienten.

Kasuistik 1

Dr. Rainald Fischer

Geburtsdatum:	11.10.1988	Alter:	21 Jahre	Datum:	10.06.2010
Geschlecht:	weiblich	Gewicht:	48,0 kg		
Beruf:		Größe:	160,0 cm		

	Ist-Wert	% Soll-Wert
VC	2,18 l	61,8
FEV$_1$	1,31 l	42,3
MEF$_{25}$	0,32 l/s	14,6
SR$_{tot}$	2,60 kPa x s	270,1

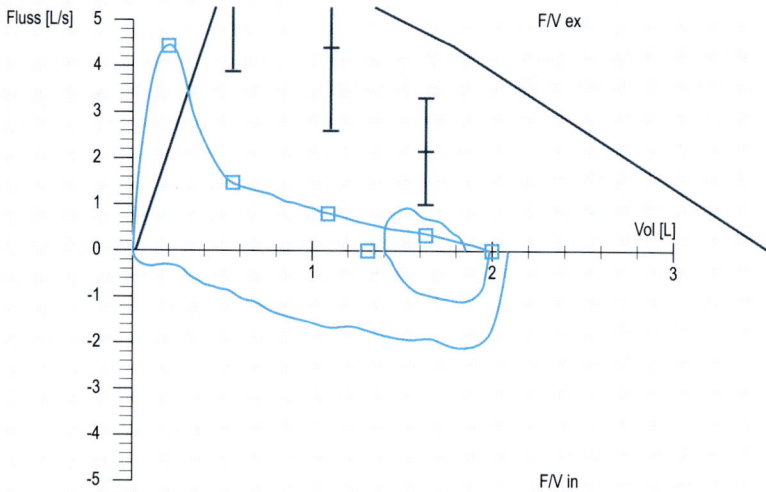

☐ **Abb. 4** Ergebnisse der Lungenfunktionsdiagnostik (Spirometrie) mit Flussvolumenkurve (Untersuchung 10.06.2010)

Bei der Patientin S.F. (geb. 11.10.1988) handelt es sich um eine junge Dame, die aufgrund früher nicht optimaler Compliance inzwischen über eine stark reduzierte Lungenfunktion verfügt (☐ Abb. 4). Die Einsekundenkapazität FEV$_1$ lag im Juni 2010 unter 50 %. Zusätzlich zur chronischen Pseudomonasinfektion der Lunge entwickelte sich im Jahr 2009 ein inzwischen insulinpflichtiger Diabetes mellitus.

Geburtsdatum:	11.10.1988	Alter:	21 Jahre	Datum:	05.10.2010
Geschlecht:	weiblich	Gewicht:	50,0 kg		
Beruf:		Größe:	160,0 cm		

	Ist-Wert	% Soll-Wert
VC	1,90 l	53,9
FEV$_1$	1,01 l	32,5
MEF$_{25}$	0,17 l/s	7,7
SR$_{tot}$	5,14 kPa x s	534,1

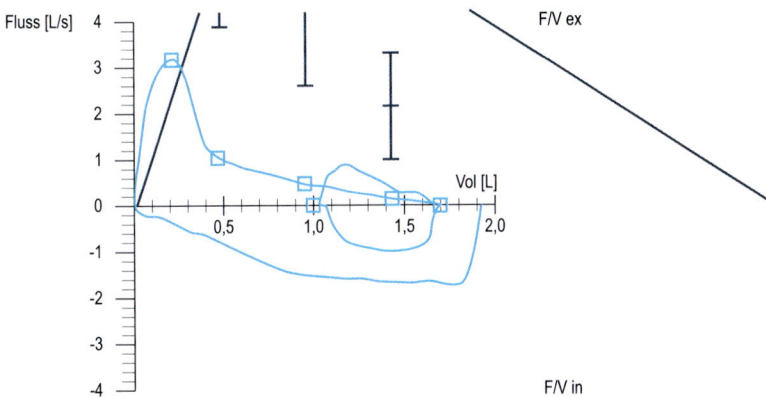

◘ **Abb. 5** Ergebnisse der Lungenfunktionsdiagnostik (Spirometrie) mit Flussvolumenkurve (Untersuchung 05.10.2010)

Aufgrund einer Exazerbation im September 2010 erhielt die Patientin eine intravenöse Antibiotikatherapie mit Ceftazidim 3-mal 4 g und Tobramycin 1-mal 480 mg/Tag. Trotz dieser intensiven Therapie wurde während der Kontrolluntersuchung am 05.10.2010 eine Abnahme der Lungenfunktion (Einsekundenkapazität, FEV$_1$) mit einer deutlichen Zunahme der bronchialen Obstruktion gemessen (◘ Abb. 5).

Da die Patientin eine erneute intravenöse Therapie ablehnte, wurde mit ihr eingehend die Notwendigkeit der kombinierten oralen und inhalativen Antibiotikatherapie besprochen. Als orale Antibiotikatherapie wurden Doxycyclin und Azithromycin gegeben, zusätzlich Ciprofloxacin in einer Dosis von 2-mal 750 mg/Tag über vier Wochen. Die inhalative Therapie bestand aus Aztreonamlysin 2-mal 150 mg/Tag und Colistin 2-mal 1 Mio. IE/Tag – alternierend im 2-wöchigen Rhythmus.

	Ist-Wert	% Soll-Wert
VC	2,06 l	58,5
FEV$_1$	1,31 l	42,3
MEF$_{25}$	0,39 l/s	18,0
SR$_{tot}$	2,57 kPa x s	267,8

Geburtsdatum: 11.10.1988 Alter: 22 Jahre Datum: 23.11.2010
Geschlecht: weiblich Gewicht: 48,0 kg
Beruf: Größe: 160,0 cm

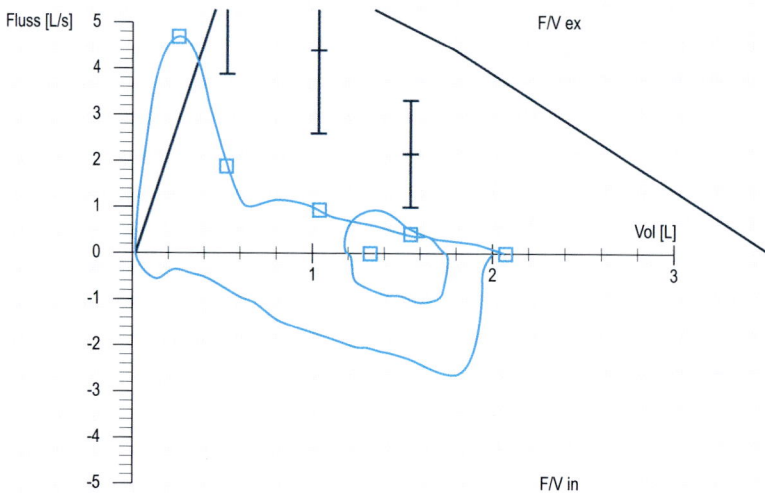

■ **Abb. 6** Ergebnisse der Lungenfunktionsdiagnostik (Spirometrie) mit Flussvolumenkurve (Untersuchung 23.11.2010)

Am 23.11.2010 zeigte sich unter dieser Therapie eine deutlich verbesserte Lungenfunktion (■ Abb. 6).

Eine Woche später kam es zu einer wohl viral getriggerten Exazerbation mit einer erneuten Abnahme der Lungenfunktion, Zunahme von Husten und Auswurf sowie zu einer massiven Erhöhung der Ruhepulswerte auf Werte über 120/min (■ Abb. 7).

Um eine erneute intravenöse Antibiotikatherapie zu vermeiden, zeigte sich die Patientin bereit, eine intensivierte, inhalative Antibiotikatherapie zu versuchen. Ab diesem Zeitpunkt inhalierte sie Tobramycin 2-mal 300 mg/Tag und Aztreonamlysin 3-mal 150 mg/Tag. Zusätzlich zur Dauerantibiotikatherapie mit Doxycyclin und Azithromycin wurde noch Levofloxacin 2-mal 500 mg/Tag gegeben.

	Ist-Wert	% Soll-Wert
VC	1,72 l	48,9
FEV_1	1,17 l	37,8
MEF_{25}	0,34 l/s	15,8
SR_{tot}	2,67 kPa x s	223,8

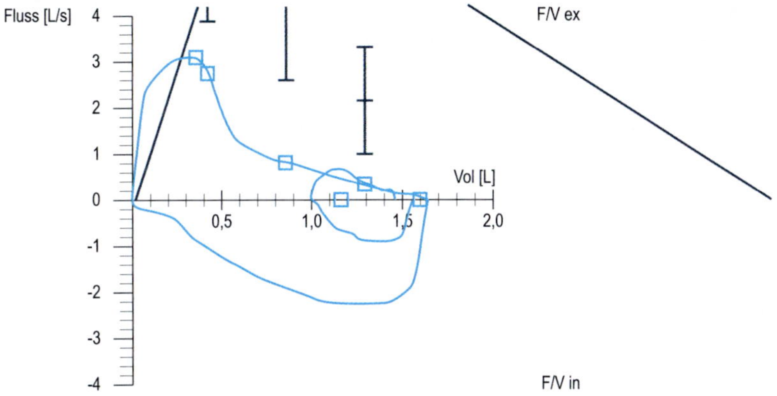

Geburtsdatum: 11.10.1988 Alter: 22 Jahre Datum: 01.12.2010
Geschlecht: weiblich Gewicht: 48,0 kg
Beruf: Größe: 160,0 cm

Abb. 7 Ergebnisse der Lungenfunktionsdiagnostik (Spirometrie) mit Flussvolumenkurve (Untersuchung 01.12.2010)

Zur Sicherung der Compliance wurde die Patientin initial alle zwei Wochen, später alle vier Wochen einbestellt. Die dauerhaft durchgeführte inhalative Antibiotikatherapie bewirkte allmählich eine weitere Besserung der Lungenfunktionswerte trotz der saisonalen Problematik mit häufigen viralen Infekten (■ Abb. 8 und 9).

Inzwischen hat die Lungenfunktion erstmals wieder Werte mit einer Einsekundenkapazität (FEV_1) von über 45 % erreicht, dieses Niveau hatte die Patientin zuletzt im Jahr 2009. Auch die Lungenvolumina haben sich deutlich gebessert (■ Abb. 10 und 11).

Geburtsdatum:	11.10.1988	Alter:	22 Jahre	Datum:	22.12.2010
Geschlecht:	weiblich	Gewicht:	48,0 kg		
Beruf:		Größe:	160,0 cm		

	Ist-Wert	% Soll-Wert
VC	2,46 l	69,9
FEV_1	1,41 l	45,7
MEF_{25}	0,23 l/s	10,6
SR_{tot}	2,04 kPa x s	212,4

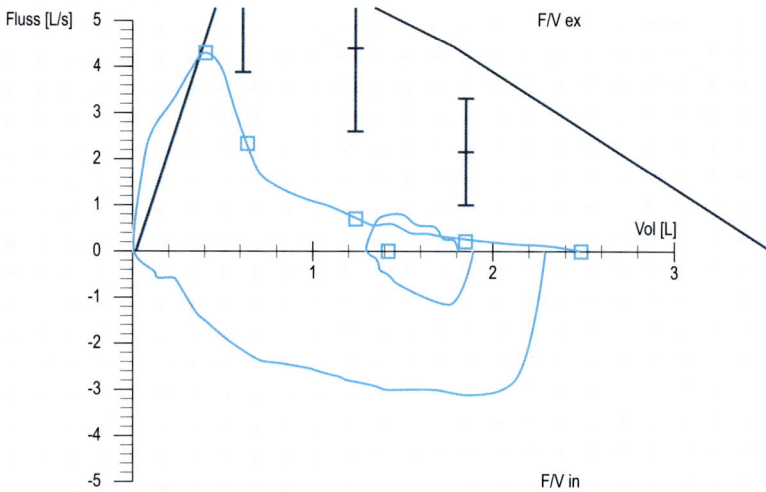

Abb. 8 Ergebnisse der Lungenfunktionsdiagnostik (Spirometrie) mit Flussvolumenkurve (Untersuchung 22.12.2010)

	Ist-Wert	% Soll-Wert
VC	2,38 l	67,4
FEV$_1$	1,38 l	44,5
MEF$_{25}$	0,24 l/s	11,3
SR$_{tot}$	2,04 kPa x s	212,3

Geburtsdatum: 11.10.1988   Alter: 22 Jahre   Datum: 19.01.2011
Geschlecht: weiblich   Gewicht: 48,0 kg
Beruf: Größe: 160,0 cm

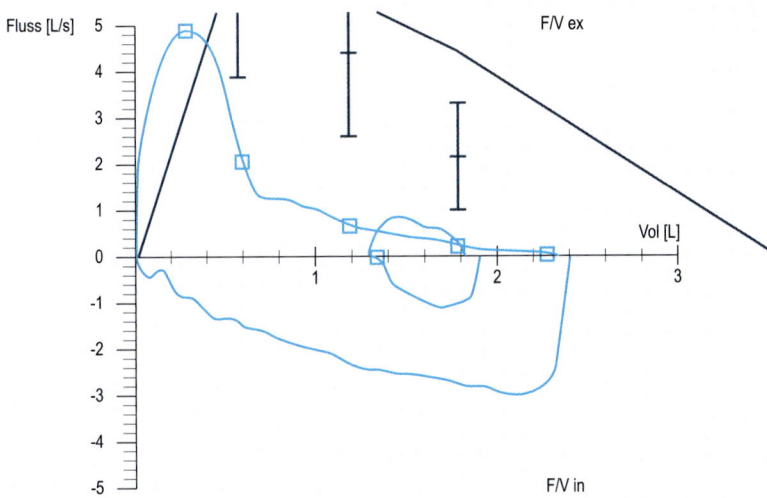

Abb. 9 Ergebnisse der Lungenfunktionsdiagnostik (Spirometrie) mit Flussvolumenkurve (Untersuchung 19.01.2011)

Geburtsdatum:	11.10.1988	Alter:	22 Jahre	Datum:	10.03.2011
Geschlecht:	weiblich	Gewicht:	48,0 kg		
Beruf:		Größe:	160,0 cm		

	Ist-Wert	% Soll-Wert
VC	2,51 l	71,1
FEV$_1$	1,43 l	46,2
MEF$_{25}$	0,22 l/s	10,1
SR$_{tot}$	2,13 kPa x s	221,2

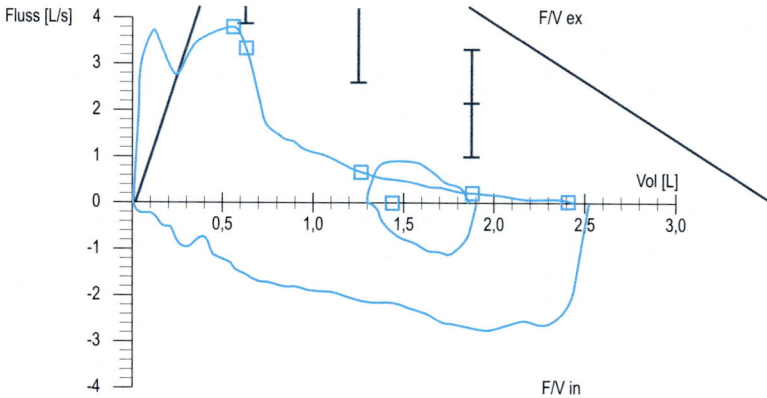

○ **Abb. 10** Ergebnisse der Lungenfunktionsdiagnostik (Spirometrie) mit Flussvolumenkurve (Untersuchung 10.03.2011)

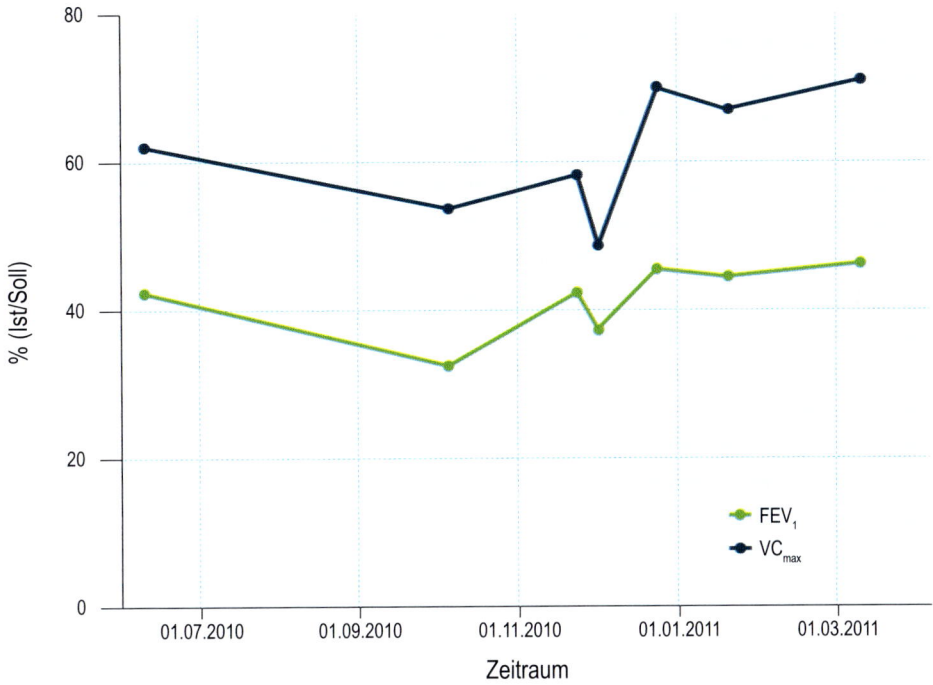

Abb. 11 Verlauf der Lungenfunktionswerte VC_{max} und FEV_1

Fazit

Aufgrund der Stabilisierung konnte die Inhalationstherapie auf Tobramycin 2-mal 300 mg/Tag und Aztreonamlysin 2-mal 150 mg/Tag reduziert werden. Das Fehlen der mittäglichen Inhalation ist der Wiederaufnahme des Studiums der Patientin geschuldet.

Kasuistik 2

Dr. Olaf Eickmeier

Herr D. ist ein im Krankenhaus bekannter 19-jähriger Mukoviszidose-Patient (dF508/dF508) mit einer bestehenden Pankreasinsuffizienz und einer chronischen Besiedlung der Lunge mit Pseudomonas aeruginosa. Er ist berufstätig und arbeitet in einem Fitnesscenter. Aufgrund einer seit längerem bestehenden allergischen bronchopulmonalen Aspergillose (ABPA) wurde Herr D. u. a. mit Itraconazol und Kortison behandelt. Bei progredientem Abfall der Einsekunden-kapazität (FEV$_1$) und Verschlechterung der Klinik wurde die Therapie im März 2010 mit Oma-lizumab erweitert und über 6 Monate beibehalten.

Sechs Monate später – am 16. September 2010 – stellte sich Herr D. mit einer weiteren deutlichen Verschlechterung seines Allgemeinzustands erneut vor. Anamnestisch berichtete er über eine Zunahme der Sputumproduktion mit ständigem Husten und ausgeprägter Dyspnoe, ebenso über eine deutlich reduzierte Belastbarkeit. Weiterhin gab er an, seiner Arbeit im Fit-nesscenter nicht mehr nachgehen zu können.

Geburtsdatum:	05.11.1991	Alter:	18 Jahre	Datum:	16.09.2010
Geschlecht:	männlich	Gewicht:	54,0 kg		
Beruf:		Größe:	168,0 cm		

	Ist-Wert	% Soll-Wert
VC$_{max}$	3,04 l	74,6
FEV$_1$	0,83 l	24,5
MEF$_{25}$	0,16 l/s	7,5
SR$_{tot}$	8,53 kPa x s	1 600,2

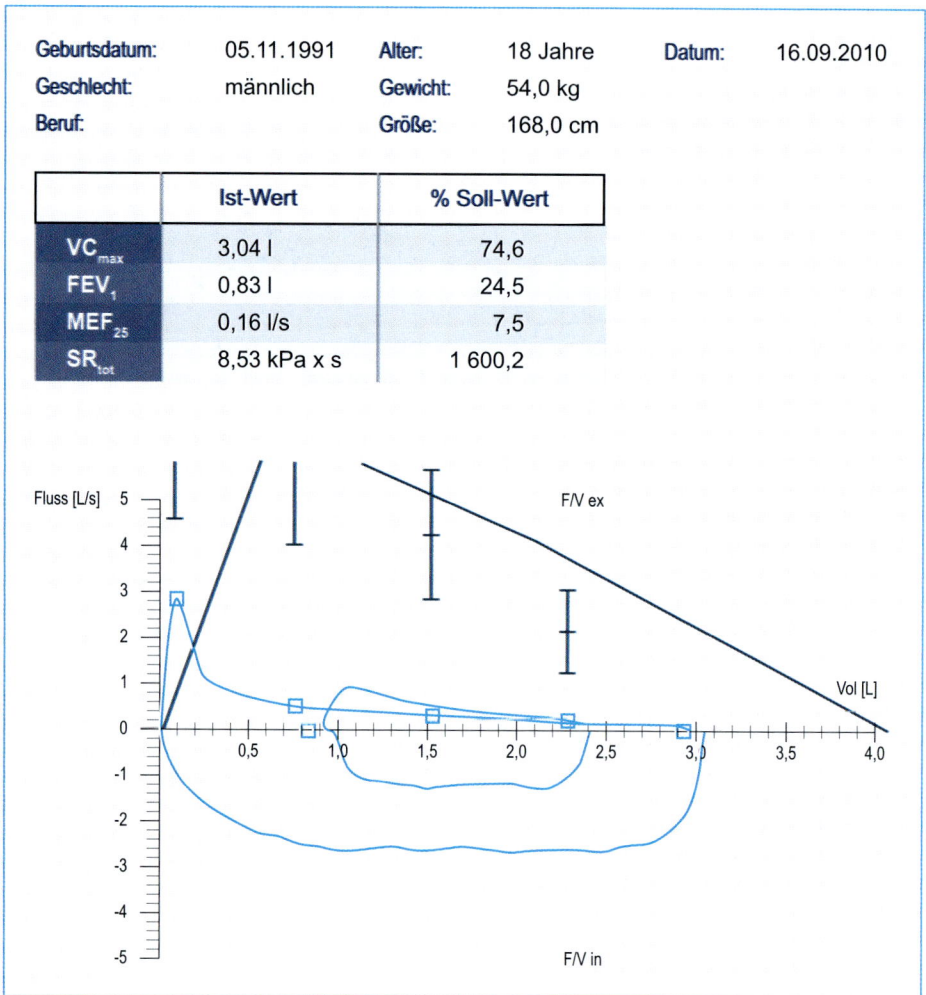

◘ Abb. 12 Ergebnisse der Lungenfunktionsdiagnostik (Spirometrie) mit Flussvolumenkurve (Untersuchung 16.09.2010)

Seine Medikation bestand zu diesem Zeitpunkt aus

— *Inhalative Medikation:* Budesonid-Formoterol, Dornase alfa, Colistin
— *Orale Medikation:* Azithromycin, Cloprednol, Itraconazol, Ursodesoxycholsäure, Pankreas-
enzym, Vitamine (A, D, E und K)

Untersuchungsbefunde

Über der Lunge waren beidseits grobblasige Rasselgeräusche sowie ein Brummen mit einem
deutlich verlängerten Expirium auskultierbar. Die Pulsoxymetrie ergab eine Sauerstoffsättigung
SaO_2 von 92 %.
Die Spirometrie ergab am 16.09.2010 den in ▣ Abb. 12 dokumentierten Befund.

Mikrobiologische Untersuchung (▣ Tab. 1):
Im Sputum ließen sich Pseudomonas aeruginosa und Candida species nachweisen.
— Sputum-Probe 1: reichlich Pseudomonas aeruginosa,
— Sputum-Probe 2: reichlich Pseudomonas aeruginosa, vereinzelt Candida species.

▣ **Tabelle 1** Antibiogramm vom 16.09.2010 (S = sensibel; R = resistent)

Antibiotikum	Probe 1	Probe 2
Piperacillin	S	–
Piperacillin + Tazobactam	S	S
Ceftazidim	S	S
Cefepim	S	S
Imipenem	S	S
Meropenem	S	S
Gentamicin	S	R
Tobramycin	S	R
Amikacin	S	R
Fosfomycin	S	S
Levofloxacin	S	S
Ciprofloxacin	S	S
Colistin	S	S

Die laborchemischen Werte sind in ▣ Tabelle 2 aufgeführt.
Eine antibiotische intravenöse Therapie wurde mit Herrn D. diskutiert, jedoch von ihm zu
diesem Zeitpunkt abgelehnt. Somit fiel die Entscheidung für einen Therapieversuch mit Aztreonamlysin (inhalativ). Um die Compliance des Patienten zu erhalten, wurden bei Hinzunahme
von 2 Medikamenten auch 2 Medikamente abgesetzt.

◼ Tabelle 2 Laborwerte vom 16.09.2010

	Ist-Wert	Normwert
Leukozyten	15,74/nl	4,0–10,0/nl
Neutrophile	12,2/nl	1,83–7,0/nl
CRP	3,03 mg/dl = 30,3 mg/l	< 10,0 mg/l

Es folgte ein Auslassversuch von Budesonid-Formoterol und Cloprednol; Aztreonamlysin und Tiotropiumbromid wurden zur bestehenden Therapie dazu genommen. Herrn D. wurden engmaschige Kontrollen empfohlen.

Am 30.09.2010 stellte sich Herr D. mit einer deutlichen Verbesserung des Allgemeinzustands vor. Anamnestisch gab er an, dass das neue Antibiotikum mehr »durchziehe«, dass er weniger huste und wieder belastbarer sei. Nun könne er auch wieder arbeiten.

Untersuchungsbefunde

Über der Lunge ließen sich beidseits vereinzelte grobblasige Rasselgeräusche sowie weiterhin ein Brummen mit einem verlängerten Expirium auskultieren. Die Pulsoxymetrie ergab eine Sauerstoffsättigung SaO_2 von 96 %.

Die Spirometrie ergab am 30.09.2010 den in ◼ Abb. 13 gezeigten Befund.

Geburtsdatum:	05.11.1991	Alter:	18 Jahre	Datum:	30.09.2010
Geschlecht:	männlich	Gewicht:	54,0 kg		
Beruf:		Größe:	168,0 cm		

	Ist-Wert	% Soll-Wert
VC_{max}	3,65 l	89,7
FEV_1	1,37 l	40,8
MEF_{25}	0,34 l/s	15,7
SR_{tot}	4,79 kPa x s	899,3

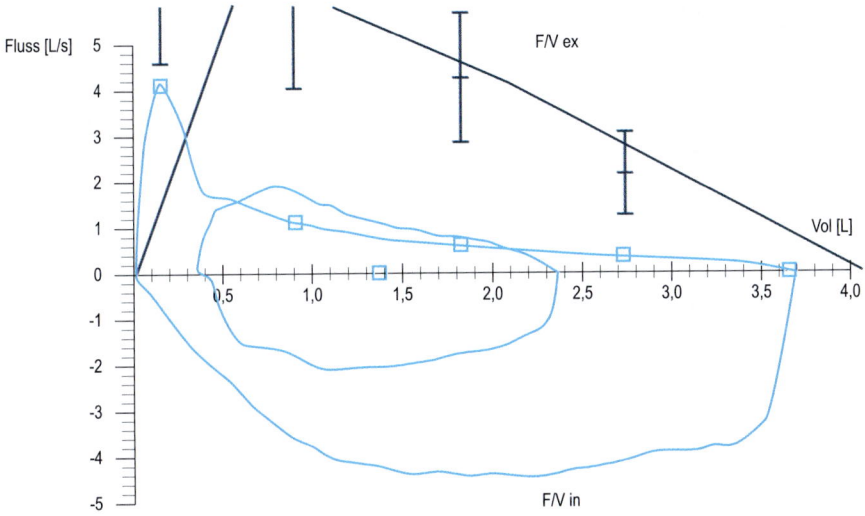

■ **Abb. 13** Ergebnisse der Lungenfunktionsdiagnostik (Spirometrie) mit Flussvolumenkurve (Untersuchung 30.09.2011)

	Geburtsdatum:	05.11.1991	Alter:	18 Jahre	Datum:	28.10.2010
	Geschlecht:	männlich	Gewicht:	57,8 kg		
	Beruf:		Größe:	167,0 cm		

	Ist-Wert	% Soll-Wert
VC_{max}	3,5 l	87,6
FEV_1	1,28 l	38,6
MEF_{25}	0,29 l/s	13,5
SR_{tot}	5,91 kPa x s	1 108,8

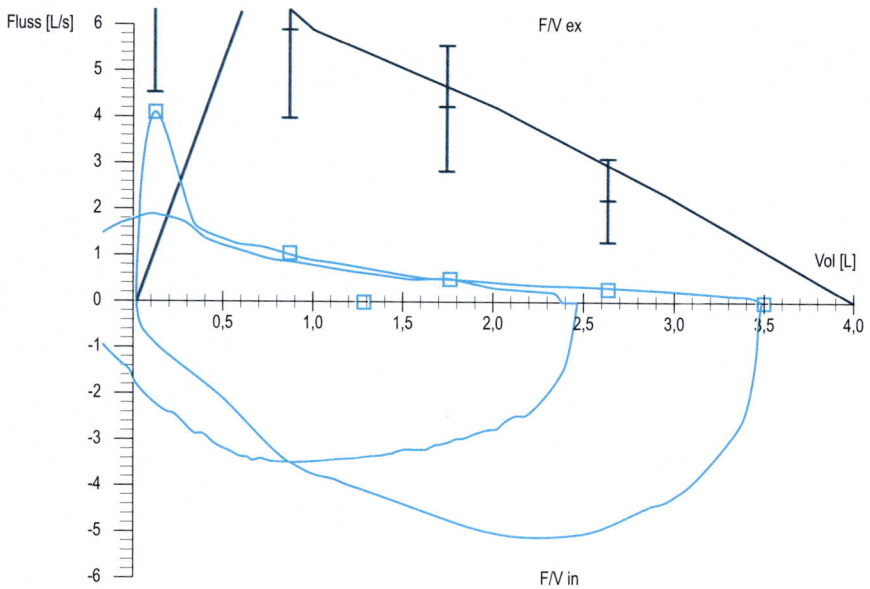

■ **Abb. 14** Ergebnisse der Lungenfunktionsdiagnostik (Spirometrie) mit Flussvolumenkurve (Untersuchung 28.10.2010)

Fazit

Bei deutlicher klinischer, laborchemischer und spirometrischer Verbesserung wurde die Therapie mit Aztreonamlysin fortgesetzt und eine Wiedervorstellung in 4 Wochen empfohlen.

Den Befund der Kontrolluntersuchung am 28.10.2010 zeigt ◘ Abb. 14.

Mikrobiologische Untersuchung (◘ Tab. 3):
Im Sputum ließen sich Pseudomonas aeruginosa nachweisen, die sensibel auf Aztreonam waren.

— Sputum-Probe 1: reichlich Pseudomonas aeruginosa.

◘ **Tabelle 3** Antibiogramm vom 28.10.2010 (S = sensibel; R = resistent)

Antibiotikum	Probe 1
Piperacillin + Tazobactam	S
Ceftazidim	S
Cefepim	S
Imipenem	S
Meropenem	S
Gentamicin	S
Tobramycin	S
Amikacin	S
Fosfomycin	S
Levofloxacin	S
Ciprofloxacin	S
Colistin	S
Aztreonam	S

Kasuistik 3

Prof. Manfred Ballmann

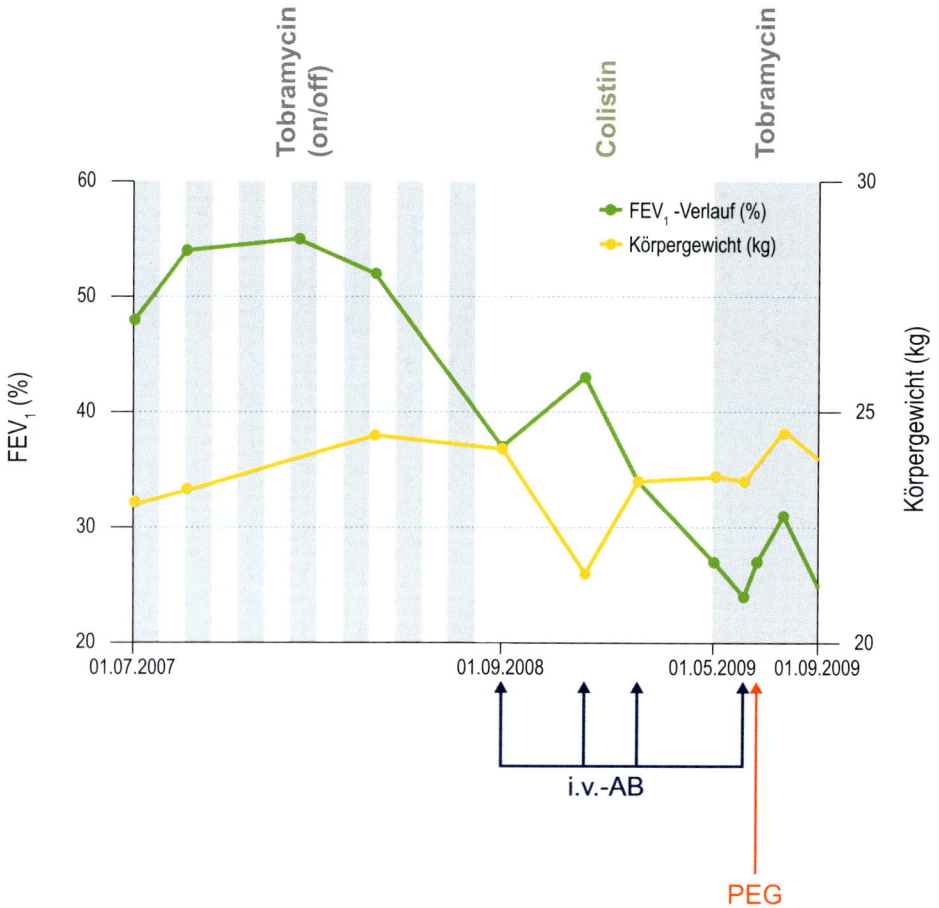

Abb. 15 Verlauf FEV$_1$ (%) und Körpergewicht von August 2007 bis September 2009

Die 15-jährige Mukoviszidose-Patientin M. leidet seit 2004 an einer chronischen Pseudomonas-Lungeninfektion, die zunächst mit Colistin 2-mal tgl. 1 Mio. IE inhalativ dauertherapiert wurde. Als neuen Therapieversuch erhielt sie im Jahr 2005 Tobramycin 2-mal 300 mg/Tag im On-off-Schema mit intermittierender i.v.-Antibiose bei Bedarf.

Im Herbst 2008 wurde bei Pseudomonas-Multiresistenz und klinischer Verschlechterung die Inhalationstherapie erneut auf Colistin (plus i.v.-Antibiose) umgestellt, worunter sich allerdings weiterhin die Lungenfunktion und der Allgemeinzustand verschlechterte, so dass sie von Mai bis September 2009 wieder Tobramycin (nun dauerhaft) inhalierte (■ Abb. 15). Im Juni 2009 war außerdem die Anlage einer PEG-Sonde notwendig.

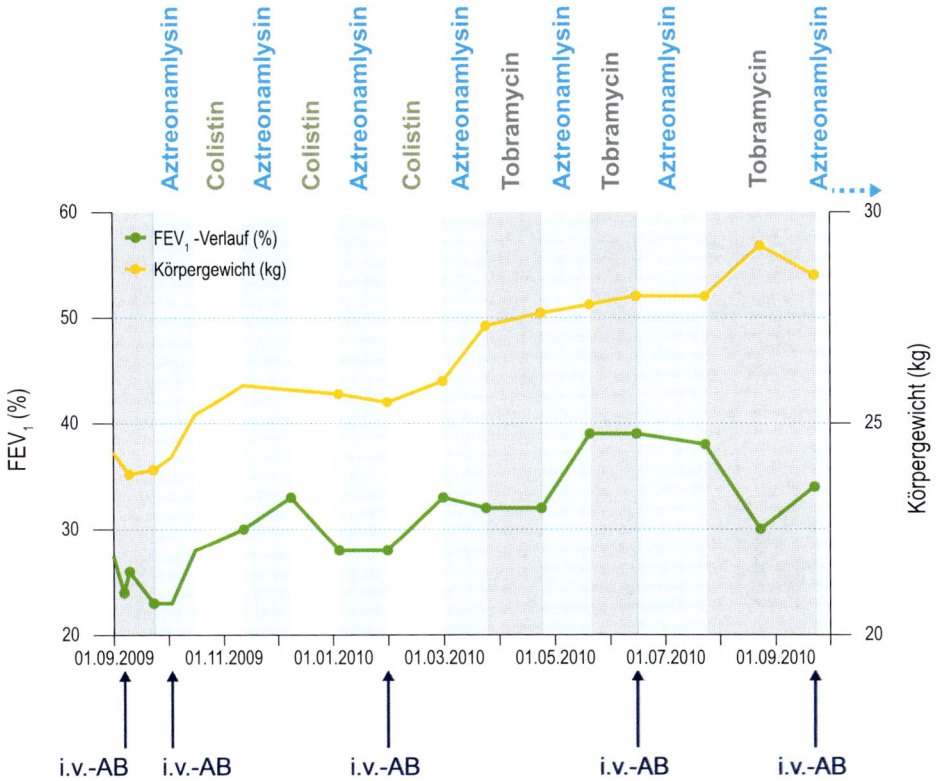

Abb. 16 Verlauf FEV$_1$ (%) unter Aztreonamlysin-Inhalation seit September 2009

Im September 2009 konnte die Patientin einer Cayston-Studie zugeführt werden. Unter inhalativer Aztreonamlysin-Therapie (zunächst Aztreonamlysin/Colistin im Wechsel, danach Aztreonamlysin/Tobramycin im Wechsel, ohne Off-Phasen) verbesserte sich zunehmend die Lungenfunktion, auch der Allgemeinzustand der Patientin stabilisierte sich wieder (■ Abb. 16).

Kasuistik 4

Dr. Christina Smaczny

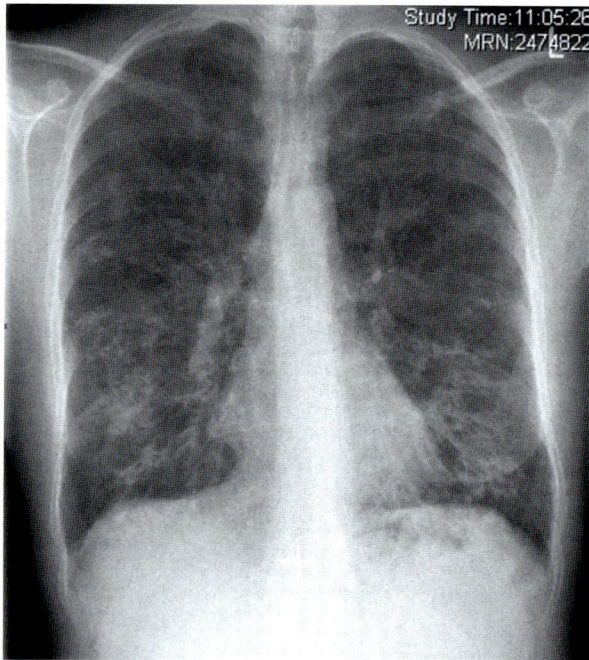

Abb. 17 Röntgen-Thorax von August 2007 (Vorbefund)

Es wird von einer 1980 geborenen Mukoviszidose-Patientin berichtet, die sich bis Januar 2010 in pädiatrischer Betreuung befand. Anfang 2010 wechselte sie in die CF-Erwachsenen-Betreuung. Bei der Patientin wurde die Diagnose zystische Fibrose im zweiten Lebensjahr gesichert. Zum Zeitpunkt der Übernahme in die Erwachsenen-Ambulanz war bekannt, dass bei der Patientin seit mindestens dem Jahr 2000 chronisch Mycobacterium abscessus nachweisbar ist und dass sie wiederholt an akuten Infekten schwer erkrankte (Abb. 17).

An weiteren relevanten Diagnosen sind Bronchiektasen und Hämoptysen zu nennen. Ein Pseudomonas-aeruginosa-Nachweis ist anamnestisch seit 1985 bekannt und zuletzt 2008 nachgewiesen worden. Intermittierend werden andere Keime wie Staphylococcus aureus, Candida albicans, Aspergillus fumigatus im Sputum nachgewiesen. Im Jahr 2000 hatte die Patientin eine ABPA (allergische bronchopulmonale Aspergillose) durchgemacht.

Bei der normgewichtigen Patientin (BMI 20,5) liegt auch eine gastrointestinale Beteiligung der CF mit einer exokrinen Pankreasinsuffizienz und eine Osteoporose vor.

Zum Zeitpunkt der Betreuungsaufnahme in die Erwachsenenmedizin befand sich die Patientin in einem stabilen Gesundheitszustand mit einer jedoch deutlich eingeschränkten Lungenfunktion (FEV$_1$ von 35 % des Solls) und einer leichten respiratorischen Partialinsuffizienz.

Die antibiotische Therapie bestand seit 2000 aus einer Vierfachkombinationstherapie.

- Clarithromycin 500 mg 1-0-1 p.o. und Levofloxacin 500 mg 1-0-1 p.o. (wegen des chronischen M.-abscessus-Nachweises)
- Itraconazol 100 mg 1-0-1 p.o. (bei Z. n. ABPA)
- Colistin Mio. IE 1-0-1 p.i. (gegen Pseudomonas aeruginosa)

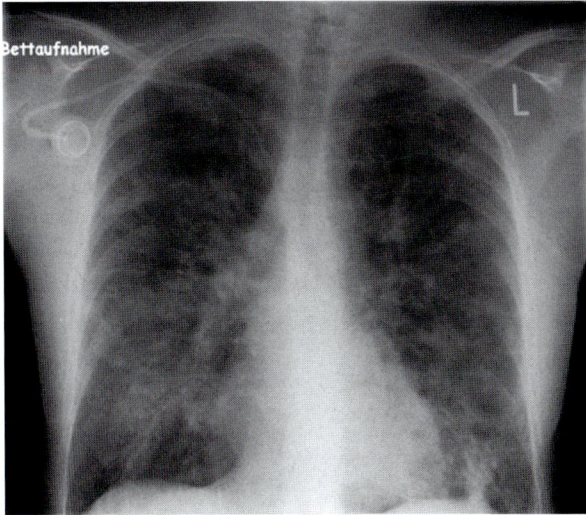

■ **Abb. 18** Röntgen-Thorax im April 2010

Das rezidivierende Auftreten von fieberhaften Infekten mit Verschlechterung der Lungenfunktion wurde mit einer zusätzlichen, zweimal täglichen Gabe von Linezolid 600 mg über zwei Wochen behandelt. Bei mangelndem Therapieerfolg wurde die orale Clarithromycin- und Levofloxacin-Gabe durch eine intravenöse Therapie, bestehend aus Mefoxitin 3-mal 2 g/Tag und Amikacin 2-mal 360 mg/Tag, ersetzt.

Zwischen Februar und April 2010 verschlechterte sich erneut der Gesundheitszustand der Patientin. Sie klagte über Nachtschweiß, morgendliches Fieber, Dyspnoe, Abnahme der körperlichen Leistungsfähigkeit. Die Lungenfunktion verschlechterte sich. Aufgrund der bisherigen Erfahrung wurde die Patientin zunächst mit Linezolid oral, jedoch ohne Erfolg behandelt. Bei Verdacht auf ein ABPA-Rezidiv (IgE-Anstieg auf 593 IE und Sensibilisierung auf Aspergillus fumigatus im Pricktest) wurde eine systemische Kortisontherapie initiiert. Diese Therapie brachte nur eine mäßige Besserung. Das Kortison induzierte einen Diabetes mellitus, der jedoch nach der Kortisondosisreduktion und unter Insulin gut unter Kontrolle war.

Bei einem Lungenfunktionstiefpunkt im April 2010 mit einer FEV_1 von 29 % des Solls wurden für zwei Wochen Mefoxitin und Amikacin intravenös in der bisherigen Dosierung eingesetzt (■ Abb. 18; ■ Tab. 4).
Mikrobiologische Untersuchung (■ Tab. 4):
Im Sputum ließ sich wiederholt Mycobacterium abscessus nachweisen.
— Sputum-Probe 1: reichlich Mycobacterium abscessus.

Darunter konnte eine eindeutige Besserung erreicht werden, so dass Anfang Juni 2010 die FEV_1 bei 40 % des Solls lag (■ Abb. 19, 20). Im Anschluss an die intravenöse Behandlung wurde die orale Kombinationstherapie mit Clarithromycin und Levofloxacin wieder in die Therapie aufgenommen.

Im August 2010 kam es erneut zu einer akuten klinischen Verschlechterung mit Nachtschweiß und Fieberepisoden (FEV_1-Abfall auf 35 % des Solls). Bei Nichtverfügbarkeit von Mefoxitin (keine Zulassung in Deutschland, keine Kostenübernahme von der Krankenkasse bei

◘ Tabelle 4 Antibiogramm vom April 2010

Antibiotikum	Probe 1	MHK
Cefoxitin	S	4
Imipenem	S	2
Amikacin	S	0,5
Clarithromycin	S	0,25
Doxycyclin	R	> 256
Co-Trimoxazol	R	> 32
Ciprofloxacin	R	4

Beschaffung aus dem Ausland) wurde eine zweiwöchige intravenöse Therapie laut Antibiogramm mit Imipenem 3-mal 1 g/Tag und Amikacin 1-mal 1000 mg/Tag entschieden.

Hierauf sprach die Patientin erstaunlich gut an und verbesserte ihre FEV_1 erneut auf 40 % des Solls. Um akuten Verschlechterungen – verursacht durch die atypische Mykobakteriose – vorzubeugen, wurde ab September folgende Antibiotikatherapie im 3-Wochen-Wechsel festgelegt:

- i.v. Imipenem 1 g 1-1-1 und Amikacin 1000 mg 1-0-0 bzw.
- oral Clarithromycin 500 mg 1-0-1 und Levofloxacin 500 mg 1-0-1.

Unter dieser Therapie ist es in den letzten sechs Monaten zu einer Stabilisierung des Gesundheitszustands gekommen. Die Patientin hat erfreulicherweise wieder ihre Berufstätigkeit aufnehmen können, nachdem sie seit Anfang 2010 wegen rezidivierender Exazerbationen nur kurze Zeit arbeiten konnte. Bei nachweisbarer Verbesserung im Krankheitsverlauf wurde in der NTM-Therapie die Phase der oralen Behandlung verlängert, so dass aktuell einer dreiwöchigen intravenösen Therapie eine sechswöchige orale Behandlungsphase folgt (◘ Abb. 20).

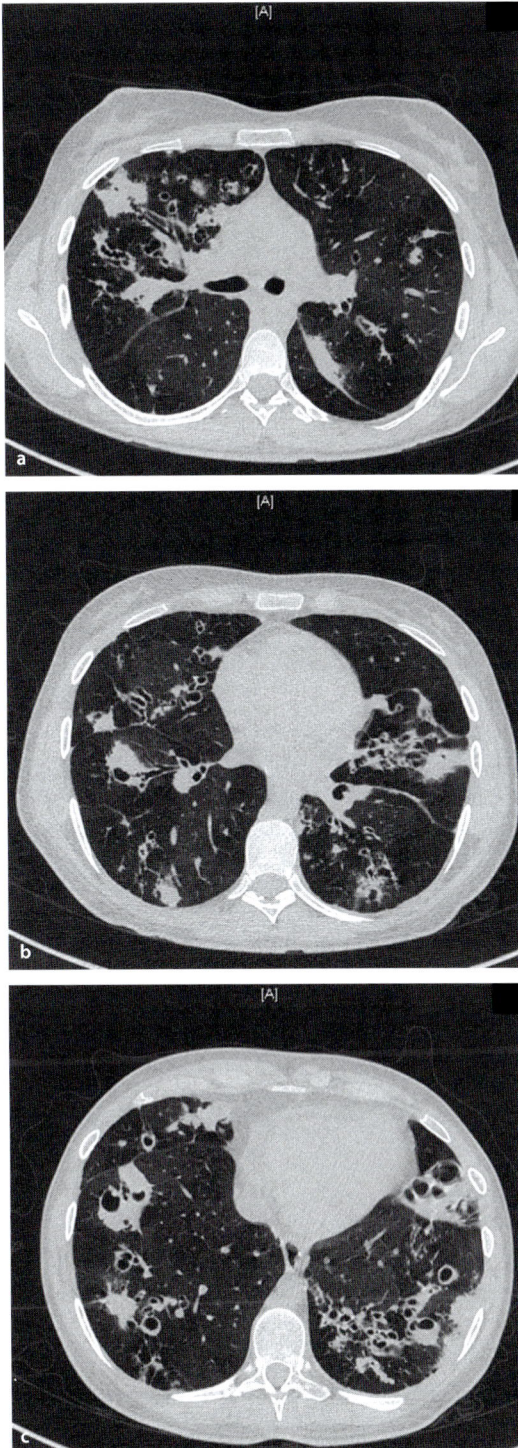

Abb. 19 CT-Thorax im Juni 2010

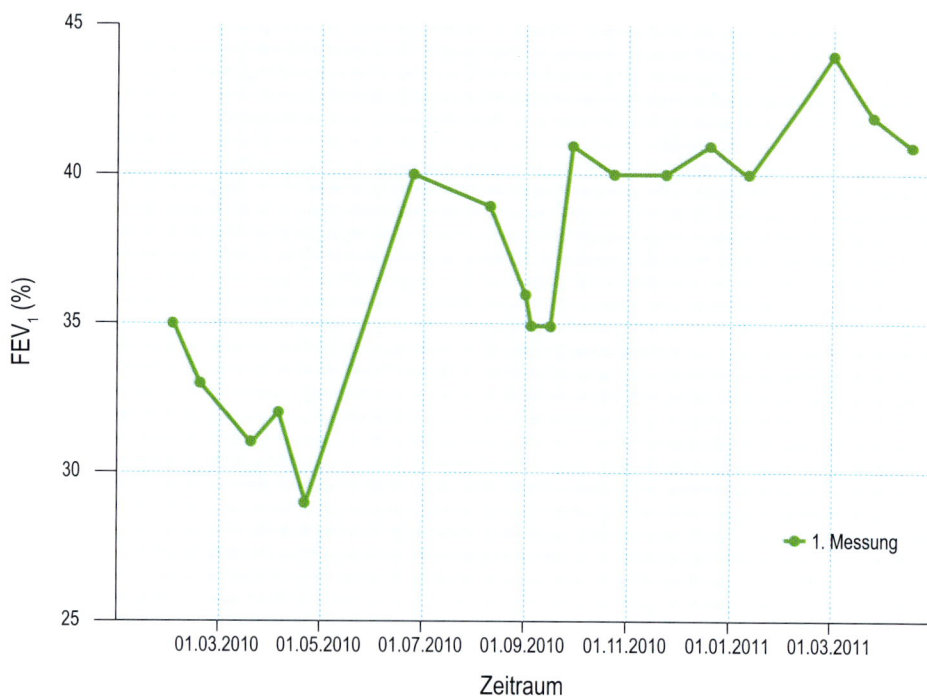

◼ **Abb. 20** Verlauf der Lungenfunktion (FEV$_1$)

Fazit

Das Interesse an der Bedeutung von atypischen Mykobakterien (NTM) auf den Mukoviszidose-Verlauf ist erst im letzten Jahrzehnt gewachsen. Die Sensibilität der Behandler gegenüber NTM bei CF-Patienten ist angestiegen, die Diagnostik und Therapie wurden entsprechend auf das Problem fokussiert.

Bereits 1996 wurde die NTM-Prävalenz bei CF-Patienten in Europa und USA zwischen vier und 20 % beziffert [16]. Bei CF-Patienten korreliert ein NTM-Nachweis mit dem Alter – so liegt bei Kindern die NTM-Prävalenz bei 6 % und ist damit deutlich seltener als bei Erwachsenen. Besonders häufig konnten NTM bei den über 40-jährigen CF-Patienten (40 %) nachgewiesen werden [17, 18]. An dieser Stelle sollte jedoch bemerkt werden, dass bei pädiatrischen Patienten seltener ein geeignetes Material für die NTM-Diagnostik zur Verfügung steht, daher kommt es im gewissen Maße auch seltener zur einem Keimnachweis. NTM treten häufig in Begleitung von anderen Keimen auf, dabei im Besonderen mit Stenotrophomonas maltophilia und Aspergillus fumigatus [19].

Die klinische Bedeutung von NTM bei Mukoviszidose variiert. Möglich ist eine Kolonisation ohne klinische Symptomatik, ebenso aber auch das Auftreten einer schweren, lang anhaltenden Infektion.

Die klinische Symptomatik ist bei einer NTM-Infektion sehr unspezifisch. Die betroffenen Patienten können über subfebrile Temperaturen oder Fieber, Nachtschweiß, Hustenzunahme, Gewichtsverlust, abdominelle Beschwerden und allgemeines Krankheitsgefühl klagen. Begleitend können eine Anämie und eine Pneumonie auftreten.

Eine Diagnosesicherung der Infektion mit NTM gestaltet sich bei Mukoviszidose-Patienten wegen der unspezifischen Symptomatik, dem gleichzeitigen Nachweis anderer Keime und auch wegen der unspezifischen radiologischen Veränderungen sehr schwierig. Um die Diagnose der Infektion mit NTM bei CF-Patienten zu sichern, müssen diagnostische Mosaiksteine zu einem Diagnosesicherungsbild zusammengesetzt werden. Zur Diagnosesicherung führt der Weg über die klinische Symptomatik, eine radiologische Untersuchung (vorzugsweise HRCT) und vor allem über die Mikrobiologie. Andere Diagnosen müssen dabei ausgeschlossen werden. Im Röntgen-Thorax und genauer im HRCT können multiple kleinnoduläre Veränderungen, multifokale Bronchiektasen und/oder Höhlen Hinweise auf eine NTM-Infektion geben. Alle diese Veränderungen sind jedoch für eine NTM-Infektion nicht pathognomonisch, da auch bei nicht mit NTM besiedelten Mukoviszidose-Patienten radiologische Veränderungen dieser Art im Rahmen der Grunderkrankung auftreten können.

Eine mikrobiologische Diagnostik kann aus Sputum (nicht Rachenabstrich!), einer bronchoalveolaren Lavage (BAL) und/oder aus einer transbronchialen Biopsie (TBB) oder einer Lungenbiopsie erfolgen. Bei CF-Patienten wird am häufigsten Sputum oder BAL als Untersuchungsmaterial für den Nachweis von NTM verwendet. Die klinische Symptomatik und der radiologische Befund weisen auf die Diagnose einer NTM hin, eine Diagnosesicherung kann nur über die Mikrobiologie erbracht werden.

Im offiziellen ATS/IDSA-Statement (American Thoracic Society/Infectious Diseases Society of America) zur Diagnostik, Therapie und Prävention von nichttuberkulösen Mykobakterien von 2007 werden Empfehlungen zur mikrobiologischen Diagnostik hinsichtlich NTM ausgesprochen [20]. Eine mikrobiologische Kultur auf NTM sollte bei CF-Erwachsenen mindestens einmal im Jahr stattfinden. Ebenfalls ist die mikrobiologische Diagnostik bei allen CF-Patienten mit fehlendem Ansprechen auf eine Therapie und/oder bei klinischer Verschlechterung vorzunehmen. Bei in der Vergangenheit nachgewiesenen NTM sollte alle drei Monate eine entsprechende bakteriologische Untersuchung durchgeführt werden. Auf diese Diagnostik wird auch bei einer Makrolid-Monotherapie hingewiesen. Empfohlen wird zu Beginn der Behandlung, periodisch während der Therapie und nach Behandlungsabschluss nach atypischen Mykobakterien im dafür geeigneten Material zu suchen.

Der Diagnosesicherung sollte eine antibiotische Therapie folgen. Eine Therapie der NTM ist nicht einfach. Die Antibiotikawahl sollte nach Antibiogramm erfolgen, wobei zu bemerken ist, dass »In-vitro«-Sensibilitäten nicht immer mit »In-vivo«-Wirksamkeit deckend sind. Nicht ungewöhnlich ist auch eine Resistenz gegenüber Tuberkulostatika.

Für das Mycobacterium abscessus findet sich typischerweise folgendes Empfindlichkeitsmuster: Clarithromycin 100 % (cave: Induzierbarkeit einer Makrolid-Resistenz), Clofazime und Amikacin 90 %, Cefoxitin 70 %, Imipenem 50 %, Linezolid 23 %.

Um das Aufkommen resistenter Stämme von NTM zu verhindern, ist eine Multidrug-Therapie (MDT) notwendig. Bei CF-Patienten mit wiederholten NTM-Nachweisen sollte auf eine Monotherapie mit Makroliden verzichtet werden.

In dieser Kasuistik wird gezeigt, dass mit einer umfangreichen antibiotischen Multidrug-Langzeittherapie eine Stabilisierung des Gesundheitszustands und ein Rückgang der akuten Infektwiederholungen bei Mukoviszidose erreicht werden kann. Entscheidend für den Erfolg sind eine präzise mikrobiologische Diagnostik und die Kombinationstherapie gemäß Antibiogramm.

Kasuistik 5

Dr. Hans-Eberhard Heuer

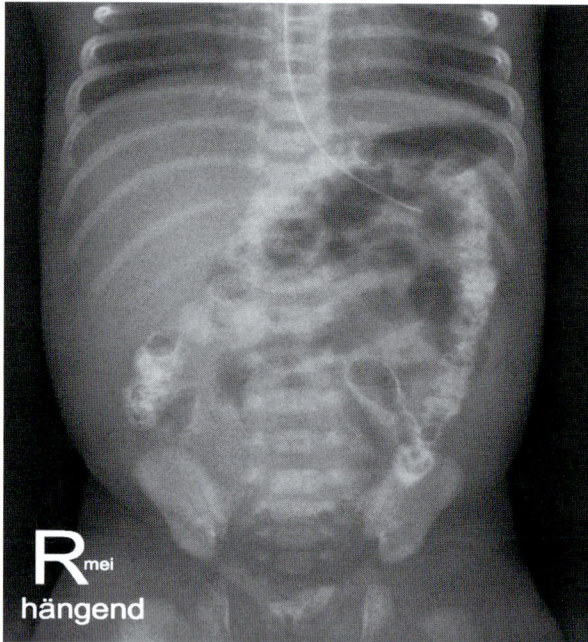

■ **Abb. 21** Röntgen-Abdomen (3. Lebenstag); Mekoniumileus

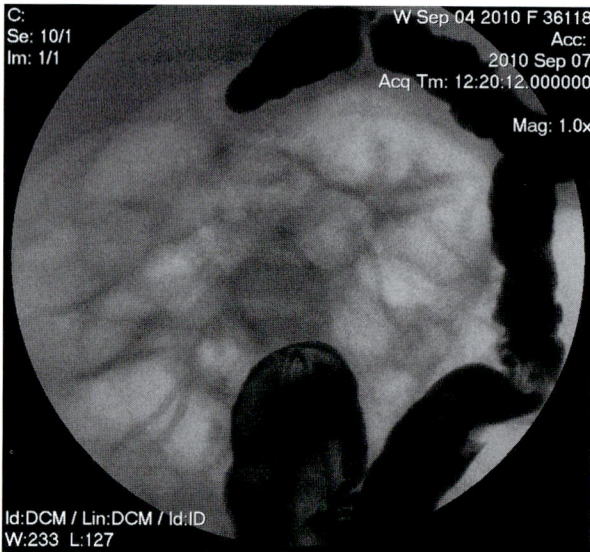

■ **Abb. 22** Röntgen-Abdomen (3. Lebenstag); Reposition des Mekoniumileus nach hypertonem Kontrastmittel-einlauf

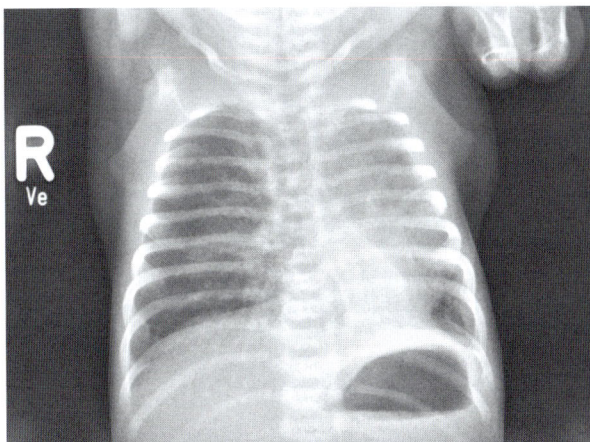

Abb. 23 Röntgen-Thorax; streifig-fleckige Zeichnungsvermehrung, flächige Infiltrate, Atelektase im linken Unterlappen

Die Neugeborene B.R. wurde an ihrem 3. Lebenstag im September 2010 mit Subileus-Symptomatik in der Kinderchirurgie aufgenommen (☐ Abb. 21 und 22).

Der stationär durchgeführte Schweißtest missglückte leider und führte zu keinem Ergebnis. Die Patientin wurde mit der Diagnose Mekoniumpfropfsyndrom und einer konservativen Therapie entlassen. Das Ergebnis der stationär durchgeführten Pankreas-Elastase-1-Messung stand bei Entlassung noch aus.

Bis zum Alter von 4 Wochen entwickelte B.R. zunehmende heftige Hustenattacken mit Trinkschwäche und Gedeihstörung. Im Alter von 6½ Wochen drängte die Mutter den Hausarzt, ihre Tochter ins Krankenhaus einzuweisen.

Bei der Untersuchung im Krankenhaus waren über der linken Lunge knisternde Rasselgeräusche mit einem abgeschwächten Atemgeräusch auskultierbar. Außerdem bestanden eine Tachydyspnoe und ein muskulärer Hypotonus. Die Patientin war blass und ihr Allgemeinzustand war stark reduziert.

Aufgrund des stakkatoartigen Hustens wurde B.R. vom Stationsarzt mit dem Verdacht einer Pertussis-Infektion stationär aufgenommen. Als Therapie wurden Erythromycin und ein inhalativ-verabreichbares Beta-2-Mimetikum angesetzt. Die weitere Diagnostik brachte folgende Befunde (▶ auch ☐ Abb. 23 und ☐ Tab. 5):

Mikrobiologie:

- E. coli, sensibel auf Cefuroxim
- Stenotrophomonas maltophilia, sensibel auf TMP-SMZ
- Bordatella Pertussis DNA: negativ
- RSV-Test: negativ

Während der nächsten 2 Tage verschlechterte sich der Zustand von B.R. zunehmend, so dass sie zusätzlich mit Sauerstoff versorgt und systemisch mit Steroiden behandelt wurde.

Am 3. Tag nach stationärer Aufnahme studierte der behandelnde Stationsarzt aufgrund des frustranen Therapieverlaufs nochmals intensiv die Patientenakte. Dabei fiel ihm die erniedrigte

□ Tabelle 5 Laborwerte bei Aufnahme auf Station

	Ist-Wert	Normwert
Leukozyten	15,0/nl	5,0–19,5
Hämoglobin	10,2 g/dl	10,3–17,9
Retikulozyten	27 %	0,6–3 %
CRP	15,5 mg/dl	< 8 mg/dl
Fe	16,2 µmol/l	6,4–33 µmol/l
Ferritin	1411 µg/l	144–399 µg/l

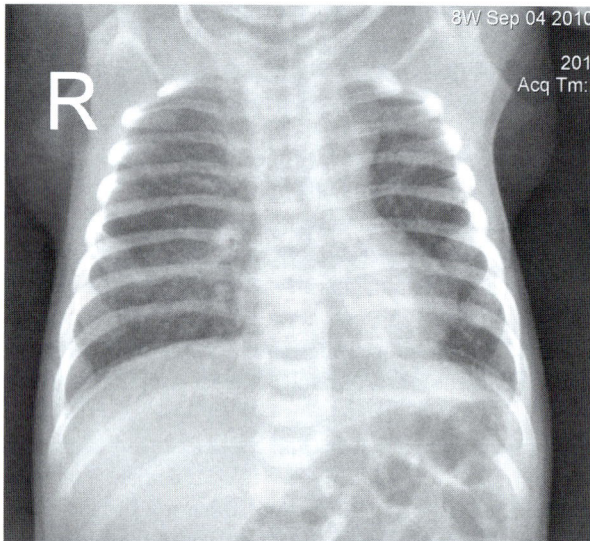

□ Abb. 24 Röntgen-Thorax (8. Lebenswoche); weniger Infiltrate, aber Überblähung

Pankreas-Elastase 1 (< 50 µg/g Stuhl) auf, die beim ersten stationären Aufenthalt gemessen wurde und dessen Befund bei Entlassung noch ausstand. Nun wurde erneut ein Schweißtest durchgeführt, der diesmal auch gelang. Mit dem Ergebnis – Chlorid 86/89 mmol/l – stand nun (nach 7 Wochen) die Diagnose zystische Fibrose fest.

Die Röntgenkontrollen, die in der 8. und 10. Lebenswoche durchgeführt wurden, zeigen eine Verminderung der flächigen Infiltrate (□ Abb. 24 und 25).

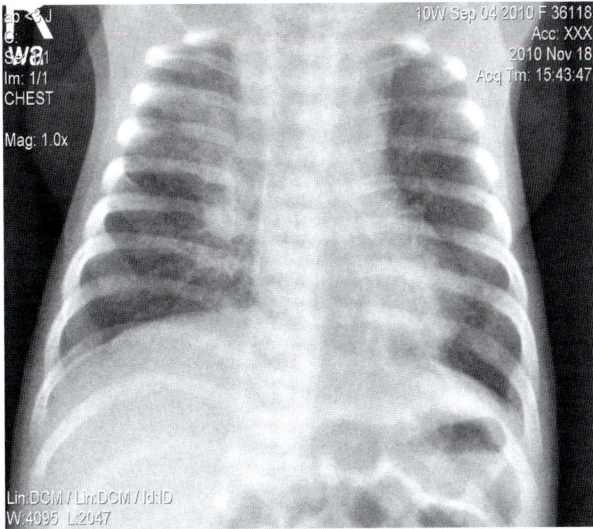

Abb. 25 Röntgen-Thorax (10. Lebenswoche); Infiltrate zunehmend im rechten OL und Überblähung

Fazit

Nach Diagnosestellung und adäquater Therapie verbesserte sich das Allgemeinbefinden stän-
dig. Kein pathologischer Keimnachweis. Keine klinische Symptomatik, beste Verfassung und
auch radiologische Rehabilitation.

Kasuistik 6

Dr. Hans-Eberhard Heuer

◼ **Tabelle 6** Auswertung des Pseudomonas-aeruginosa-Antikörper-nachweises

Titer	Bewertung
< 1:500	Negativ, unauffällig
1:500 bis 1:1250	Grenzwertig/positiv
> 1:1250	Positiv
> 1:10.000	Chronisch positiv

Der 29-jährige Patient J.M. mit zystischer Fibrose ist heterozygot für dF508. Er ist verheiratet und arbeitet als wissenschaftlicher Assistent an der Lübecker Universität.

Von 2007 bis März 2008 erhielt er als sequentielle Inhalationsantibiose Colistin und Tobramycin; seit April 2008 inhalierte er Colistin im On-off-Schema. Leider nahm seine Lungenfunktion unter dieser Therapie weiterhin ab.

Am 19.08.2009 lautete der Befund des Pseudomonas-aeruginosa-Antikörpernachweises

 ▬ alkalische Protease ≥ 1:500
 ▬ Elastase   = 1:1250
 ▬ Exotoxin A   = 1:1000

und war damit grenzwertig positiv (◼ Tab. 6).

Ein Patient gilt als seropositiv, wenn das Serum auf ein rekombinantes Antigen oder mehrere Antigene positiv reagiert.

Ab Mai 2010 wurde Herr M. wieder auf eine sequentielle Inhalationsantibiose mit Colistin (2-mal 1 Mio. IE) und Tobramycin (2-mal 300 mg) umgestellt. Im August 2010 wurden im Sputum des Patienten Pseudomonas-aeruginosa- und Staphylococcus-aureus-Keime nachgewiesen. Daraufhin wurde ein i.v.-Zyklus eingeleitet mit Colistin (3-mal 1 Mio. IE) und Ceftazidin (3-mal 3 g) sowie Augmentan 875/125 mg 2-mal 1 Tbl. (p.o.).

Im September 2010 konnte mit einem Inhalationszyklus Aztreonamlysin (3-mal 75 mg) begonnen werden. Es folgten jeweils ein Zyklus Colistin (2-mal 1 Mio. IE) und Tobramycin (2-mal 300 mg).

Am 09.12. und 18.12.2010 stellte sich J.M. bei gutem klinischem Befinden erneut vor. Es zeigten sich folgende Befunde:

Befund des Pseudomonas-aeruginosa-Antikörpernachweises (09.12.2010):
 ▬ alkalische Protease = 1:360
 ▬ Elastase   = 1:1513
 ▬ Exotoxin A   = 1:1794

Weitere Laborwerte vom 09.12.2010 zeigt ◼ Tabelle 7.

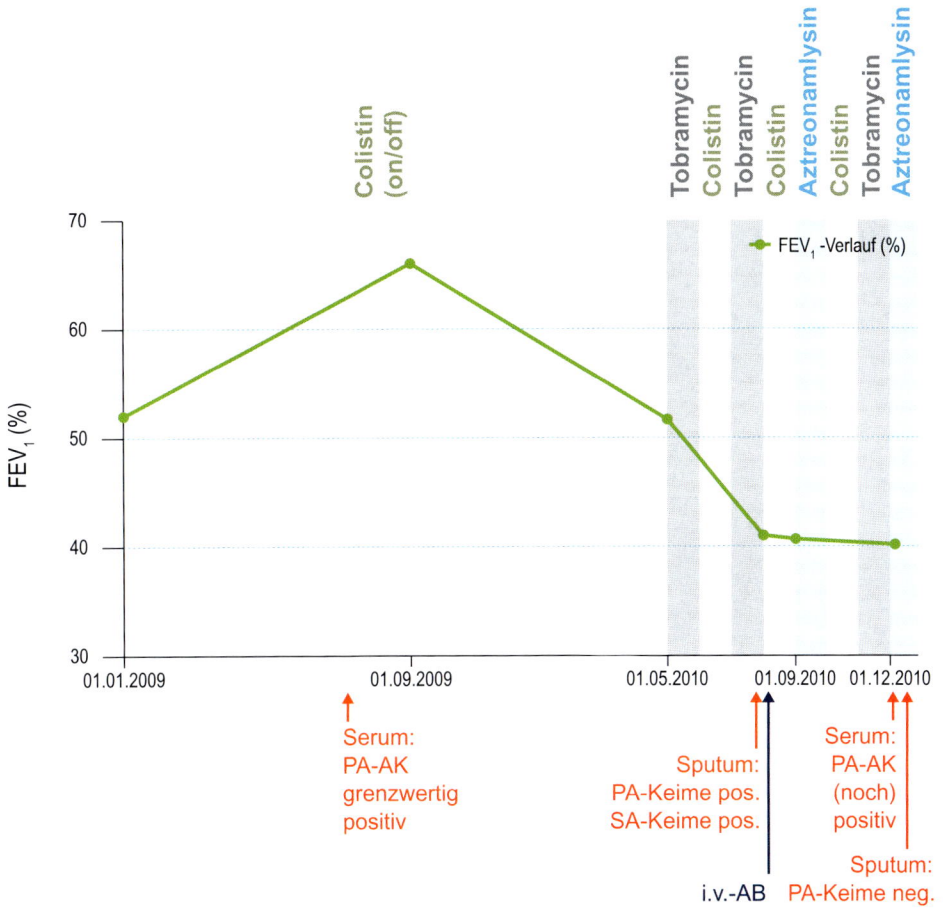

Colistin
(on/off)

Tobramycin
Colistin
Tobramycin
Colistin
Aztreonamlysin
Colistin
Tobramycin
Aztreonamlysin

FEV₁ -Verlauf (%)

FEV₁ (%)

70

60

50

40

30

01.01.2009   01.09.2009   01.05.2010   01.09.2010 01.12.2010

Serum:
PA-AK
grenzwertig
positiv

Sputum:
PA-Keime pos.
SA-Keime pos.

Serum:
PA-AK
(noch)
positiv

i.v.-AB   PA-Keime neg.

Sputum:

▪ **Abb. 26** Schematische Darstellung der Therapie und des Verlaufs der Lungenfunktion

▪ **Tabelle 7** Laborwerte vom 09.12.2010

	Ist-Wert	Normwert
Leukozyten	11,5/nl	4–10/nl
IgE	80 IE/ml	5–100 IE/ml
IgG	1685 mg/dl	500–1200 mg/dl
CRP	19 mg/l	< 10 mg/l

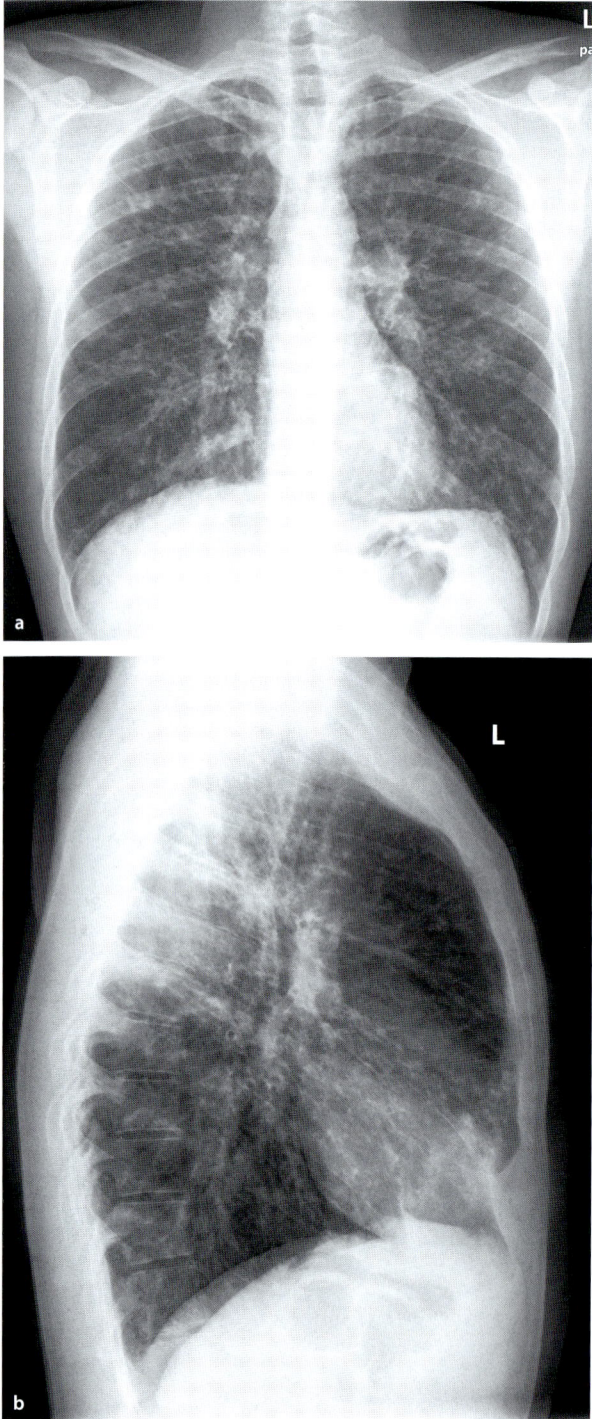

■ **Abb. 27a,b** Röntgen-Thorax. Fassthorax, verstärkte Zeichnungsvermehrung mit Zeichen der Bronchiektasie, diffuse fleckförmige Infiltrate mit winzigen benachbarten zystischen Erweiterungen, diffuse Überblähung

◼ Tabelle 8 Lungenfunktionswerte vom 18.12.2010

	% Soll-Wert
FVC	59
FEV_1	40
MMEF	10

Broncho-alveoläre Lavage (18.12.2010):

— reichlich fetthaltige Makrophagen (nach Ahrens 125/400 Punkten)
— Zeichen einer ausgeprägten eitrigen Entzündung
— Leukozyten (+)
— grampositive Bakterien +
— vergrünende Streptokokken (+)

HSV-DNA: positiv! P. aeruginosa-Keimnachweis: negativ!

Lungenfunktion

Die bodyplethysmographische Untersuchung ergab am 18.12.2010 folgenden Befund: Kombinierte Ventilationsstörung, erhebliche und vollkommene Flusslimitierung mit hohem Atemwegswiderstand und nicht beeinflussbarer Überblähung (◼ Tab. 8; ◼ Abb. 27).

Diagnose: Überblähung mit hohem Atemwegswiderstand und kombinierter Ventilationsstörung.

Fazit

Am 09.12.2010 waren serologisch zwar noch Pseudomonas-aeruginosa-Antikörper nachweisbar, dennoch gelang unter Aztreonamlysin die Eradikation von P. aeruginosa, denn mikrobiologisch war im Sputum kein PA-Wachstum mehr nachweisbar (ein noch positiver serologischer AK-Nachweis nach Eradikation ist üblich). Der Patient zeigte ein gutes klinisches Befinden, allerdings ergab die Lungenfunktionsprüfung keine Besserung, vermutlich aufgrund einer zusätzlichen HSV-Infektion.

Kasuistik 7

Dr. Hans-Eberhard Heuer

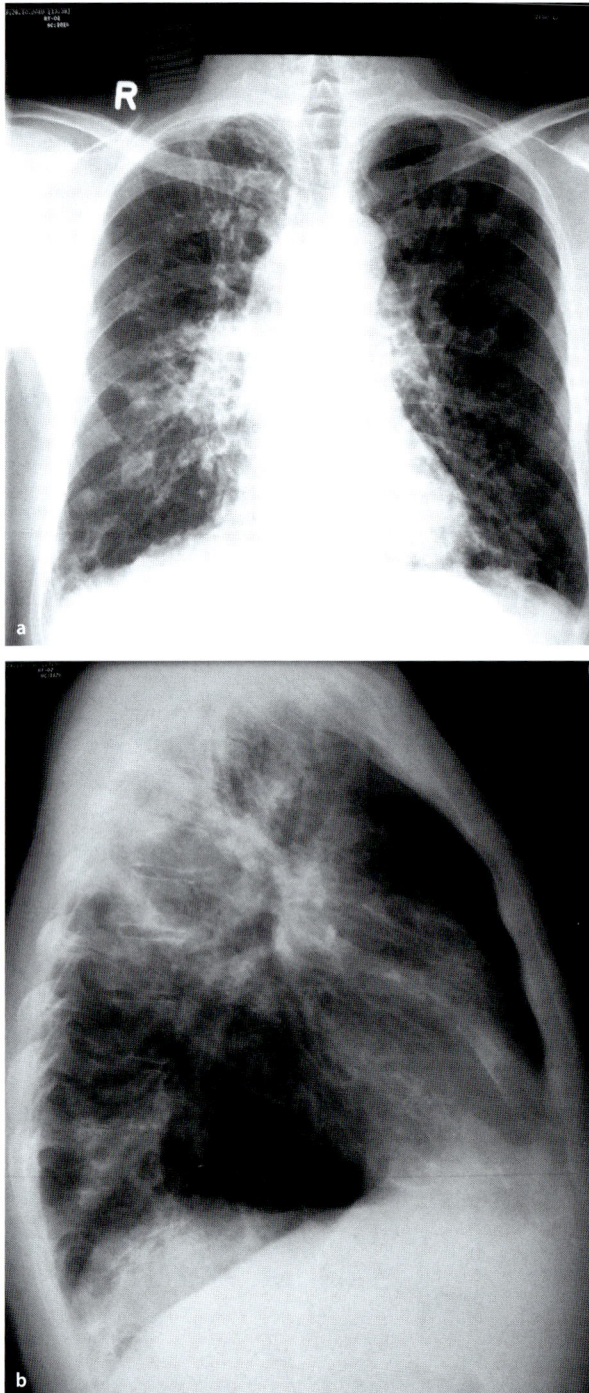

■ **Abb. 28a,b** Röntgen-Thorax p.-a. und seitlich (18.10.2010); insbesondere rechts schleimgefüllte Bronchiek-tasen und Hilusverbreiterung. Enorme Überblähung mit großem Tiefendurchmesser des Thorax. Deutlich ver-stärkte Gerüstzeichnung. Blockwirbel mit Gibbusbildung im Bereich BWK 10/11

Der heute 42-jährige Angestellte B.S. erhielt postpartal die Diagnose zystische Fibrose. Bis Oktober 2009 arbeitete er als kaufmännischer Angestellter in der Produktentwicklung. Seitdem war er bis Februar 2011 arbeitsunfähig.

Bei Herrn B.S. liegt seit 8 Jahren eine chronische Pseudomonas-aeruginosa-Lungenbesiedelung vor. An weiteren pulmonalen Diagnosen sind eine respiratorische Insuffizienz, rezidivierende Hämoptysen, Bronchiektasen und eine schwere obstruktive und restriktive Ventilationsstörung zu nennen. Als weitere Diagnosen kommen u. a. eine Pankreasinsuffizienz mit Diabetes mellitus und eine Tobramycin-p.i.-Unverträglichkeit hinzu. Weiterhin liegt eine rezidivierende Herpes-simplex-Infektion der Lungen vor.

Im Oktober 2010 wurde der Patient auf die Warteliste für eine Lungentransplantation gesetzt, wobei im Frühjahr desselben Jahres bei Herrn B.S. ein Wandel bzgl. der eigenen Krankheitseinstellung und -akzeptanz bemerkbar war. Herr B.S. wurde zunehmend compliant und therapieadhärent.

Die Lungenfunktionsprüfung ergab im April und August 2010 eine Einsekundenkapazität (FEV$_1$) von jeweils 24 % sowie eine Sauerstoffsättigung von 86 und 92 %. Das Sputum war im April mukös und eine Pseudomonas-aeruginosa-Besiedelung war nachweisbar. Im August 2010 waren zwar Pseudomonas weiterhin im Sputum nachweisbar, allerdings hatte sich die Konsistenz des Sputums deutlich verändert und die Pseudomonaden waren nicht mehr von einer mukösen Kapsel umgeben.

Im Mai 2010 wurde bei guter Compliance die sequentielle Inhalationstherapie mit Colistin 2-mal 1 Mio. IE p.i. und Aztreonamlysin 3-mal 75 mg p.i. begonnen, die Herr B.S. adhärent befolgte. Unter dieser Therapie kam es zu einem deutlich besseren klinischen Befinden, so dass Herr B.S. auf der Lungentransplantationsliste von der Dringlichkeit her heruntergestuft werden konnte (keine Urgent- bzw. High-urgent-Listung mehr).

Fazit

Die zunehmende Therapieeinsicht nach der ausgesprochen schwer belastenden respiratorischen Insuffizienz im September 2009 mit der darauf folgenden Therapietreue führte zu einem klinisch deutlich besseren Befinden. Die sequentielle Inhalationsantibiose wie auch die gesamte Therapie einschließlich Physiotherapie wurden konsequent durchgeführt. Eine dringende Listung zur Transplantation steht augenblicklich nicht zur Diskussion.

Allerdings verschlechterte sich im Oktober 2010 unter der routinemäßigen i.v.-Therapie erneut das Allgemeinbefinden (◘ Abb. 28). Herr B.S. litt unter erheblicher Luftnot. Verursacht wurde diese Exazerbation durch eine Herpes-simplex-Infektion, die effektiv und mit großem Benefit mit Aciclovir behandelt werden konnte. Inzwischen hat der Patient wieder begonnen, einer Teilzeittätigkeit in seiner Firma nachzugehen.

Kasuistik 8

Dr. Rainald Fischer

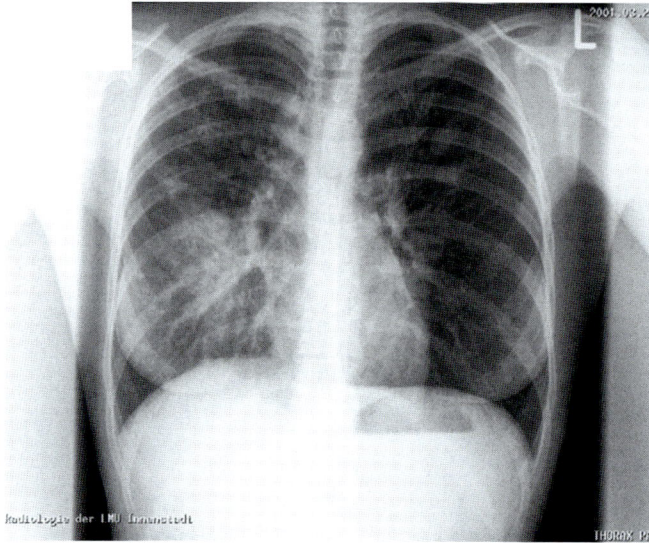

◨ **Abb. 29** Röntgen-Thorax vor Mittellappenresektion

Die 31-jährige Patientin M. hat seit ihrer Kindheit vorwiegend gastrointestinale Beschwerden, verursacht durch die Mukoviszidose; von pulmonaler Seite ist sie fast beschwerdefrei.

Auch die Lungenfunktion war in der Adoleszenz weitestgehend im Normbereich, eine inhalative Therapie erfolgte kaum. Vor vier Jahren kam es zu einer vollständigen Atelektase des Mittellappens, der trotz langdauernder intravenöser Antibiotikagabe und bronchoskopischer Spülung nicht wieder eröffnet werden konnte. Daher erfolgte die Resektion des Mittellappens im November 2006 (◨ Abb. 29).

Seitdem führte die Patientin regelmäßige inhalative Therapiemaßnahmen durch, meist vierwöchige Zyklen mit Tobramycin 300 mg zweimal täglich. Trotzdem zeigten sich immer wieder Verschlechterungen der Lungenfunktion, die z. T. auf eine Atelektase im Bereich des rechten Oberlappens bei atypischem Abgang des Segments 1 rechts der Lunge entstand (◨ Abb. 30).

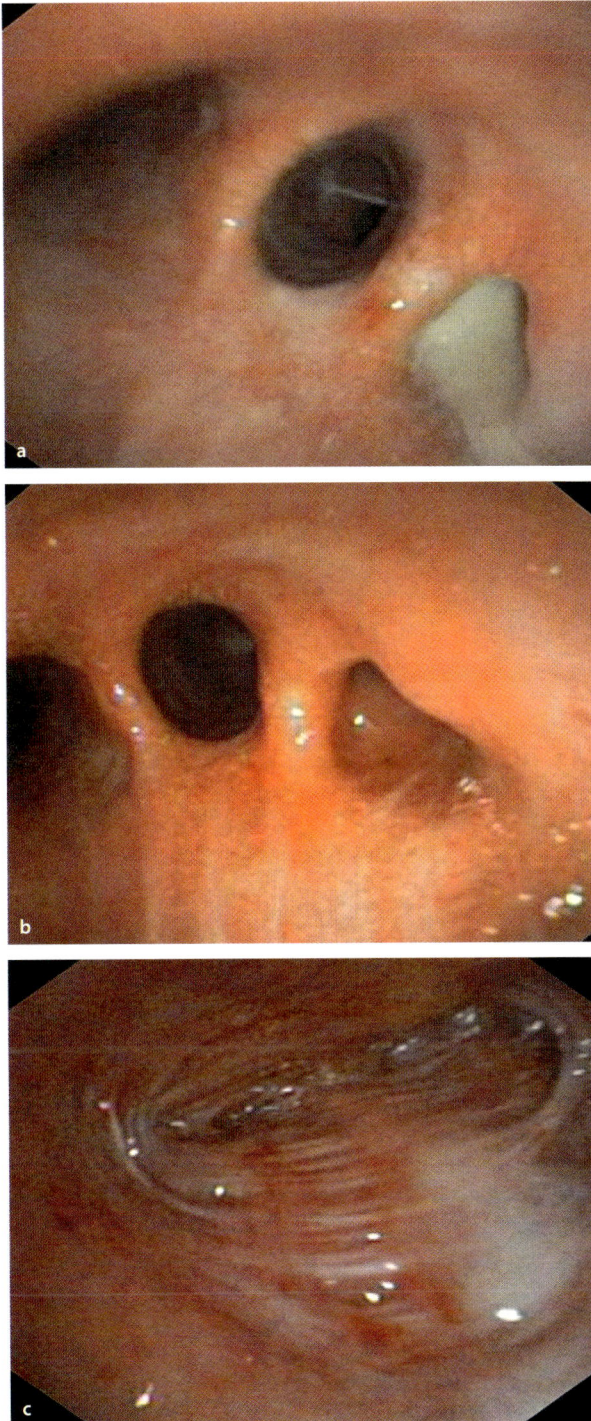

■ **Abb. 30a–c** Endoskopiefotos. **a** Sekretverlegung Segment 1 rechts vor Absaugung und Spülung, **b** offenes Segment 1 rechts nach Absaugung und Spülung, **c** reizloser Bronchusstumpf nach ML-Resektion

Geburtsdatum:	20.06.1979	Alter:	31 Jahre
Geschlecht:	weiblich	Gewicht:	57,5 kg
Beruf:		Größe:	163,0 cm

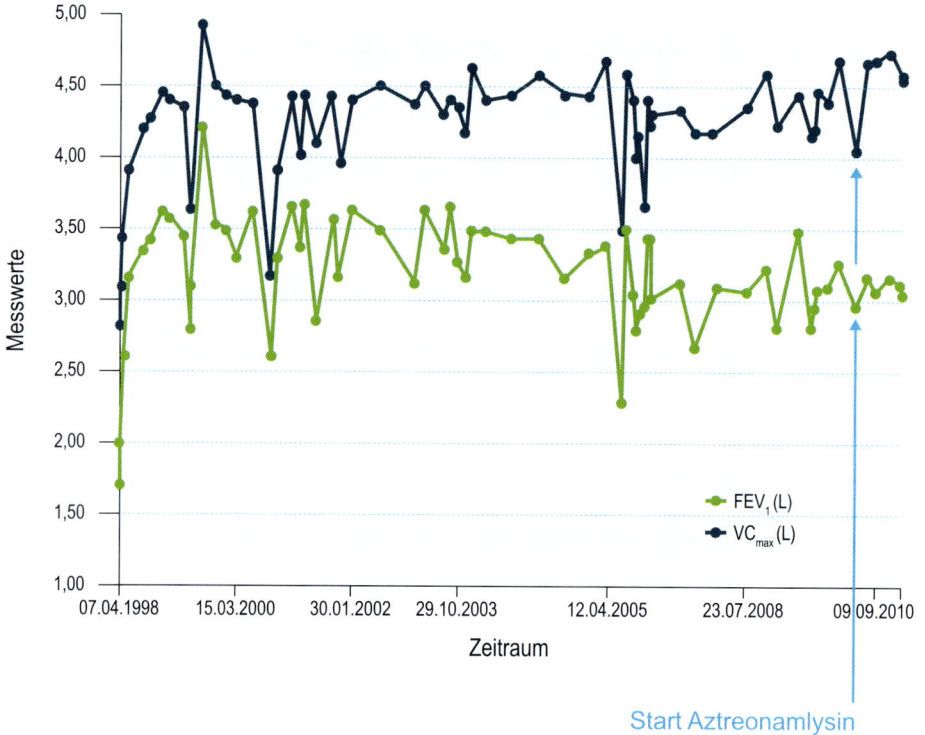

■ **Abb. 31** Verlauf der Lungenfunktionswerte FEV_1 und VC_{max}

Durch erneute bronchoskopische Absaugungen und intravenöse Antibiotikatherapien gelang es, diese Atelektase weitgehend wieder zu eröffnen. Radiologisch zeigten sich aber weiterhin Residuen.

Nachdem vor einem Jahr eine erneute klinische Verschlechterung mit einer Reduktion der Lungenfunktion (FEV_1 und VC_{max}) eintrat, erfolgte nach dreiwöchiger intravenöser Antibiotikagabe die Umstellung der inhalativen Therapie auf Aztreonamlysin 3-mal täglich 75 mg im Wechsel – alle vier Wochen – mit Tobramycin 300 mg 2-mal täglich (■ Abb. 31).

Fazit

Seitdem war keine intravenöse Therapie mehr notwendig, die Lungenvolumina zeigen sich auf hohem Niveau, auch die Schwankungen des FEV_1 haben sich reduziert (■ Abb. 32).

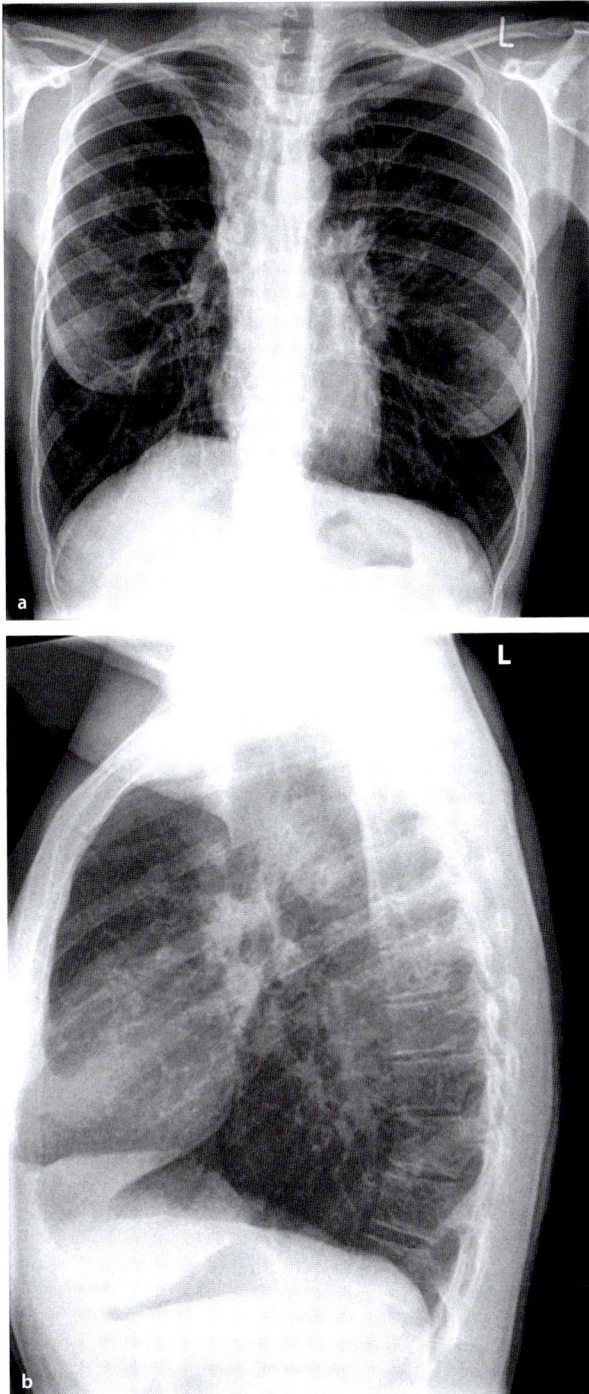

Abb. 32a,b Röntgen-Thorax p.-a. (**a**) und seitlich (**b**) mit deutlicher Befundbesserung

Kasuistik 9

Dr. Christina Smaczny

Hintergrund

Bei pulmonal schwer erkrankten CF-Patienten wird in der Regel die Option einer Lungentransplantation (LTx) überprüft. Eine Überbrückung bis zur Lungentransplantation gestaltet sich therapeutisch sehr schwierig und eine besondere therapeutische Herausforderung kommt auf die Behandler zu, wenn die LTx-Evaluation ergibt, dass der Patient für eine LTx nicht (mehr) in Frage kommt.

Patienten, die trotz des bestehenden Wunsches, transplantiert zu werden, für eine LTx aus unterschiedlichen Gründen nicht akzeptiert werden, benötigen ein besonders überdachtes Therapiekonzept, um die pulmonale Symptomatik unter Kontrolle zu haben, aber auch eine für den Patienten noch möglichst beste Lebensqualität zu gewährleisten. Dabei ist immer eine gleichzeitige Berücksichtigung der körperlichen Symptomatik und der psychosozialen Aspekte von besonderer Bedeutung.

Fallbeschreibung

Berichtet wird von einer 47-jährigen Mukoviszidose-Patientin im weit fortgeschrittenen Krankheitsstadium, bei der trotz ausgeprägten Wunsches nach einer Lungentransplantation diese keine Therapieoption mehr darstellt.

Die CF-Diagnose wurde bei der Patientin im sechsten Lebensjahr gestellt. Hierbei handelt es sich um eine Mukoviszidose mit pulmonaler und gastrointestinaler Beteiligung. In Folge der exokrinen Pankreasinsuffizienz leidet die Patientin unter Verdauungsstörungen und einem zunehmenden Untergewicht (derzeitiger BMI 16,6). Neben dem chronischen Nachweis von Pseudomonas aeruginosa besteht auch eine Besiedlung der Atemwege mit Escherichia coli, Klebsiella, Proteus mirabilis und Achromobacter xylosoxidans.

An weiteren pulmonalen Diagnosen sind eine respiratorische Insuffizienz, rezidivierende Hämoptysen, Bronchiektasen und eine schwere obstruktive Ventilationsstörung zu nennen. Komplizierend kommen eine Arthritis, Osteoporose, eine Polyposis nasi mit Z. n. Polypektomie, eine Hyperurikämie und eine Ceftazidim-Allergie hinzu.

Bereits im Jahr 2000 wurde bei der Patientin die Indikation für eine LTx gestellt und im Oktober 2000 wurde sie auf die LTx-Warteliste aufgenommen. Gründe dafür waren:

- eine schwere Einschränkung der Lungenfunktion,
- eine Sauerstofftherapie bei respiratorischer Partialinsuffizienz und
- eine hohe Infektanfälligkeit mit Notwendigkeit häufiger antibiotischer intravenöser Therapien.

Ein Jahr später hat die Patientin – im Einvernehmen mit ihren betreuenden CF-Ärzten und bei einer Stabilisierung des Gesundheitszustandes (auf einem zwar sehr niedrigen Niveau) – ihre LTx-Meldung inaktivieren und im Januar 2006 sich vollständig von der LTx-Liste abmelden lassen. Bis Anfang 2010 konnte sie mit einer umfangreichen medikamentösen Therapie inklusive regelmäßiger intravenöser antibiotischer Behandlungen, einer Sauerstoffbehandlung und regelmäßiger Physiotherapie eine für sich selbst empfundene gute Lebensqualität leben. Die Patientin war mobil, konnte mit einer FEV_1 von wieder ca. 1 l (40 % des Solls) und einem pO_2 um 60 mmHg auch ohne Sauerstoff Strecken um 400 m gehen. Ihre sehr aufwendige medikamentöse Therapie hat die Patientin gut beherrschen können und somit gelernt, ihre Krankheitssymptome unter Kontrolle zu halten. Die drei- bis viermal im Jahr durchgeführten 14-tägigen intravenösen, hochdosierten Therapien bestanden meistens aus Tobramycin in Kombination zunächst mit Ceftazidim, später (wegen Unverträglichkeit auf Ceftazidim) mit Imipenem, Meropenem oder Tazobactam. Viele Jahre wurde eine orale antibiotische Therapie durchgeführt, zunächst mit einem Cotrimoxazol-Präparat, das später von Azithromycin abgelöst wurde. Die Patientin profitierte aus einer oralen antientzündlichen Therapie mit Ibuprofen und mit niedrigen Dosen oral verabreichtem Kortison. Die sonstige orale Therapie setzte sich zusammen aus Enzympräparaten, Calcium, Vitamin D, Mukolytikum, Pantozol, Alendronsäure und bei Bedarf aus Abführmittel (Macrogol), Schmerzmittel (Metamizol) und Antihistaminikum (Fexofenadin).

Die Basistherapie bestand aus einer umfangreichen inhalativen Therapie mit einer mehrfach täglichen Anwendung von 0,9 % NaCl mit Ipratropiumbromid und Salbutamol über einen Kompressionsvernebler. Antiobstruktiv inhalierte die Patientin zusätzlich Salmeterolxinafoat und Tiotropiumbromid, periodisch wurde Dornase alfa eingesetzt.

Die inhalative Antibiotikatherapie bestand aus zunächst niedrig dosiertem Tobramycin, kurzfristig (wegen schlechter Verträglichkeit) aus Tobramycin in hoher Dosis, danach jahrelang mit Colistin 1 Mio. IE.

Krankheitsverlauf

Parallel zu einer Anfang 2010 aufgekommenen schwerwiegenden privaten Problematik verschlechterte sich der Gesundheitszustand rapide. Ein auch mit der PEG-Anlage nicht aufzuhaltender Gewichtsverlust wurde von einer rasch zunehmenden respiratorischen Globalinsuffizienz begleitet.

Hochfieberhafte Infekte mit einer starken Dyspnoesymptomatik, vermehrtem Husten und massiver übel riechender Sputumproduktion führten in den folgenden 12 Monaten häufig zu stationären Aufnahmen. Begleitend traten jeweils hohe Entzündungsparameter und eine Anämie auf. Die bei Aufnahme meistens nicht messbare Lungenfunktion pendelte unter intensivierter Therapie zwischen 600 und 900 ml der FEV_1. Die zur radiologischen Verlaufsbeurteilung wiederholt durchgeführten CT-Thoraxkontrollen zeigten einen massiven Progress der Bronchiektasen rechts pulmonal mit fast vollständigem Umbau des Lungenparenchyms (⬛ Abb. 33). Als Zeichen eines wiederholten floriden Infekts zeigte sich beidseits eine massive Schleimbelegung und Wandverdickung der Bronchiektasen. Rechts pulmonal bildete sich eine große kavernöse Struktur, die mit abszedierenden Prozessen einherging.

Die Patientin wurde wiederholt diagnostisch und therapeutisch (Schleimabsaugung) bronchoskopiert. Dabei zeigte sich ein schwergradig entzündliches und destruiertes Bronchialsystem mit massenhaft putridem Sekret. Sowohl radiologisch als auch bronchoskopisch wurde eine tracheobronchiale Fistel dokumentiert. Eine ösophagotracheale Fistel konnte jedoch mittels einer Ösphagogastroduodenoskopie ausgeschlossen werden. Im Sputum und/oder BAL konnten abwechselnd oder parallel die bei der Patientin bekannten Keime nachgewiesen werden.

Medikamentös wurden jeweils Anstrengungen insbesondere im Bereich der antiobstruktiven, mukolytischen und antibiotischen Therapie aufgenommen. Dies begleitend von wiederholten Versuchen, die Ernährungslage zu verbessern, auch mit Anlage einer PEG. Die geführte Behandlung vervollständigte eine intensive Physiotherapie mit zunehmend auch passiven Maßnahmen.

Eine polypragmatische Therapie mit Einsatz von verschiedenen Antibiotikakombinationen nach Antibiogramm, intravenös Aminoglykosid + Aztreonam und/oder Meronem oder Colis-

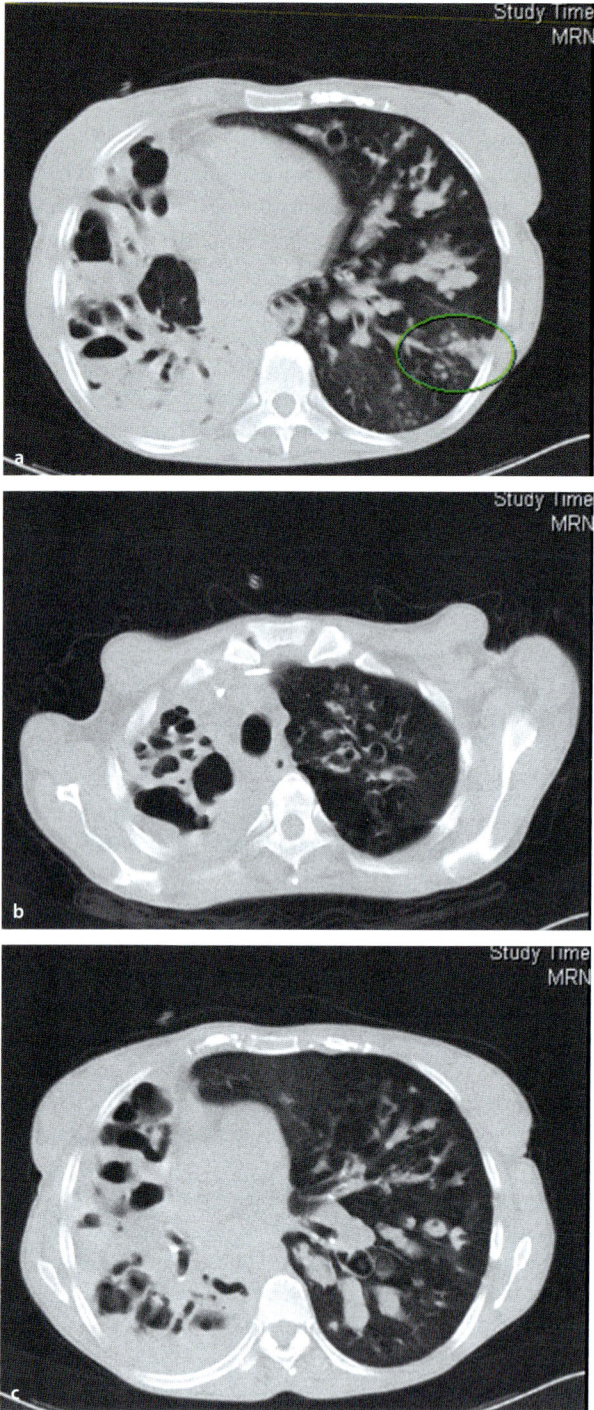

🔹 **Abb. 33a–c** CT-Thorax, kavernöse Struktur rechts mit abszedierenden Prozessen

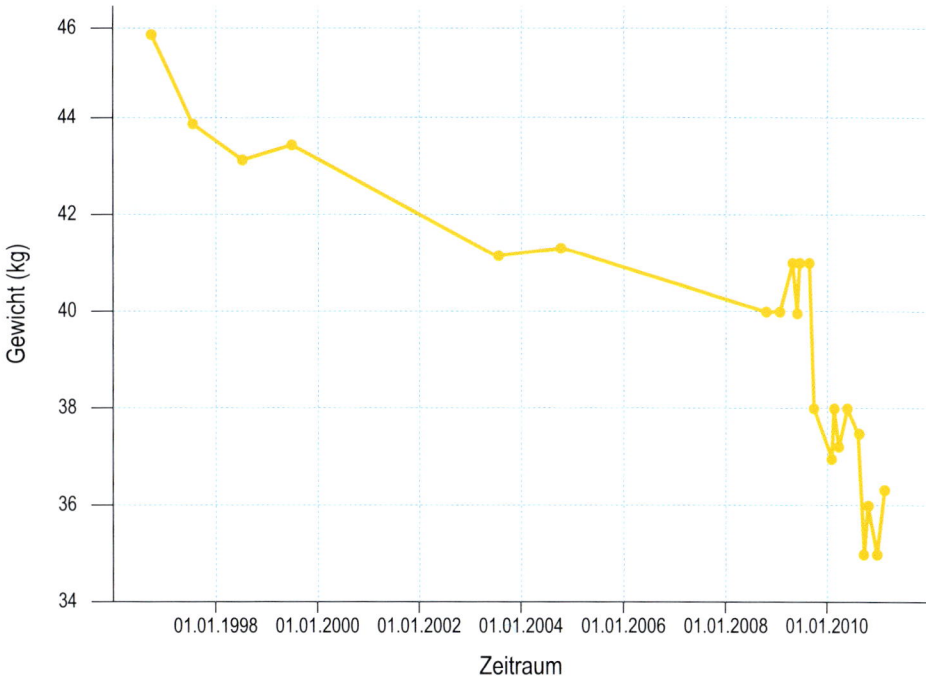

Abb. 34 Gewichtsverlauf 1998–2011 (Körpergröße 145 cm)

tin + Aztreonam und/oder Meronem, dazu inhalativ alle 28 Tage Aztreonamlysin on/off im Wechsel mit Colistin on/off, vorübergehender Dornase-alfa-Einsatz und eine Dauertherapie mit 3 % NaCl hatte letztendlich zu einer leichten Stabilisierung des Gesundheitszustands geführt, so dass die Patientin wieder nach Hause entlassen werden konnte (Abb. 34). Im Januar 2011 ergab die BGA-Messung unter 5 l/min Sauerstoff einen pO_2 von 74,3 mmHg und einem pCO_2 von 52,9 mmHg. Die FEV_1 betrug 1,06 l (50 % des Solls) und die Gehstrecke (mit Sauerstoffgabe) lag bei ca. 200 m.

Während der Anstrengungen, wieder einen stabileren Gesundheitszustand bei der Patientin zu erreichen, wurde sie erneut für eine Lungentransplantation evaluiert. Die ausgesprochen therapietreue, sehr kämpferische und mit vollem Lebenswillen ausgefüllte Patientin legte ihre Hoffnung auf eine Verbesserung ihrer Prognose in die LTx.

Leider ergab die LTx-Evaluation, dass der körperliche Zustand der Patientin derzeit keine Möglichkeit einer Aufnahme auf die Warteliste erlaubt.

Das CF-Behandler-Team hat in Fällen wie diesem die schwierige Aufgabe, so zu behandeln, dass eine erträgliche Symptomatik bei einem ertragbaren Therapieaufwand erreicht wird, aber auch die diffizile Aufgabe, keine Hoffnungen zu nehmen und dennoch angemessen realistisch gegenüber dem Patienten zu bleiben.

Fazit

Bei schwer kranken Mukoviszidose-Patienten mit drohendem pulmonalem Versagen, aber ohne Option auf eine Lungentransplantation gestaltet sich die Behandlung besonders schwierig. Polypragmatische Therapieansätze und ein ausgesprochen sensibler Umgang mit dem Patienten stehen im Vordergrund der medizinischen Begleitung.

In dieser Kasuistik wird gezeigt, dass mit einer umfangreichen Therapie eine Stabilisierung des Gesundheitszustands auch im Spätstadium von Fall zu Fall möglich ist. Problematisch zeigt sich der Umgang mit Patienten, denen möglicherweise Hoffnungen auf Besserung durch verschiedene Aspekte entzogen werden. Die Option einer Palliativbehandlung bei CF sollte etabliert und ausgebaut werden.

Grundzüge der Antibiotikatherapie bei erwachsenen Mukoviszidosepatienten

Dr. Rainald Fischer

Noch vor etwa 20 Jahren war die Diagnose Mukoviszidose gleichbedeutend mit einer deutlich verkürzten Lebenserwartung (damals um die 20 Jahre) und einer gleichzeitig deutlich eingeschränkten Lebensqualität.

Erst die intensive Antibiotikatherapie hat, neben der Gabe von Pankreasenzymen zur Substitution der exokrinen Pankreasinsuffizienz, dazu geführt, dass die Lebenserwartung von Mukoviszidosepatienten auf derzeit fast 40 Jahre gesteigert werden konnte. Entsprechend konnte auch die Lebensqualität der Patienten deutlich verbessert werden [8].

Pathophysiologie der Mukoviszidose-Lungenerkrankung

Die chronische Infektion der Lunge mit verschiedenen Pathogenen bewirkt bei Mukoviszidose-Patienten eine chronische Lungenentzündung. Folge der chronischen Lungenentzündung ist der massive Einstrom neutrophiler Granulozyten mit einer Ausschüttung von neutrophiler Elastase und anderen, gewebeschädigenden Enzymen. Parallel dazu werden große Sputummengen gebildet, die aus zugrunde gegangenen Granulozyten und Bakterien bestehen und häufig eine Obstruktion der Atemwege bewirken. Dadurch entstehen in der Lunge Bronchiektasen, Atelektasen und eine Fibrose [21].

Man geht daher bisher davon aus, dass bei Mukoviszidosepatienten durch die Bekämpfung der bakteriellen Infektion neben einer Verbesserung der Lungenfunktion auch eine höhere Lebenserwartung erreicht werden kann. So konnte z. B. gezeigt werden, dass eine – durch Antibiotikatherapie herbeigeführte – Verringerung der Pseudomonasdichte mit einer signifikanten Verbesserung der FEV_1 einhergehen kann [22]. Daher ist aus heutiger Sicht bei Mukoviszidose-Patienten die Prävention bzw. die effektive Behandlung der bakteriellen Lungeninfektion ein wesentlicher Baustein der Therapie.

Einschränkend ist allerdings anzumerken, dass es bei erwachsenen Patienten mit einer chronischen Pseudomonas-Infektion in der Regel nicht mehr gelingt, diese Keime vollständig zu eradizieren. Pseudomonas-Bakterien sind in der Lage, einen sog. Biofilm zu bilden, der sie weitgehend vor den Angriffen neutrophiler Granulozyten schützt, aber auch eine Barriere für das Eindringen von entsprechenden Antibiotika bildet [23]. Daher beschränkt sich derzeit die Therapie der chronischen, bakteriellen Infektion bei Mukoviszidose-Patienten im Erwachsenenalter in der Regel auf eine bakterielle Suppressionstherapie.

Antibiotikatherapie bei erwachsenen Mukoviszidose-Patienten ohne chronische Pseudomonas-Infektion

Etwa 20–30 % der erwachsenen Patienten mit Mukoviszidose haben (noch) keine chronische Pseudomonasinfektion [8].

Wesentliche Leitkeime bei diesen Patienten sind Staphylococcus aureus, Achromobacter xylosoxidans, Serratia marcescens oder Stenotrophomonas maltophilia. Ob bei diesen Patienten eine antibiotische Dauertherapie erstrebenswert ist, ist bisher nicht endgültig geklärt, auch existieren hierfür keine Leitlinienempfehlungen, außer dass bei Vorliegen einer Staphylokken-Besiedelung keine Dauertherapie empfohlen wird [20].

Es spricht aber einiges dafür, dass auch Staphylokokken wie die anderen genannten Bakterien zu einer chronischen Lungenentzündung und damit zu einem chronischen Fortschreiten der Mukoviszidose-Lungenerkrankung führen. Dementsprechend erscheint es sinnvoll, zumindest bei Exazerbationen oder zunehmender Verschlechterung der Lungenfunktion eine Therapie einzuleiten [24]. Für die Therapie von Staphylokokken-Infektionen steht erfreulicherweise eine Vielzahl von oral verabreichbaren Medikamenten zur Verfügung, inhalativ kann hierfür Tobramycin gegeben werden. Für seltene anzutreffende Keime sind häufig Doxycyclin, Cotrimoxazol oder Minocyclin zu empfehlen.

Das Makrolid Azithromycin erscheint bei Infektionen mit grampositiven Erregern zwar häufig auf dem Resistogramm als empfindlich, klinisch zeigt sich jedoch selten eine ausgeprägte Wirksamkeit.

Dennoch ist Azithromycin ein wichtiges, letztlich antientzündliches Medikament, da es die Biofilmproduktion von Pseudomonas-Bakterien reduzieren und somit eine verbesserte Empfindlichkeit gegenüber anderen Antibiotika bewirken kann. Die US-Leitlinien empfehlen eine Dauertherapie [20].

Therapie der chronischen Pseudomonas-Lungeninfektion bei erwachsenen Mukoviszidose-Patienten

Während der letzten zwei Jahrzehnte konnten wir beobachten, dass sich die Manifestation einer chronischen Pseudomonas-Lungeninfektion zunehmend in das höhere Lebensalter verschiebt. Dennoch kommt es trotzdem bei mindestens zwei Drittel aller Patienten zu dieser chronischen Infektion. Eine Eradikation, die immer versucht werden muss, ist dann nicht mehr möglich.

Im letzten Jahrhundert war es üblich, die Pseudomonas-Infektion der Lunge vorwiegend mit intravenösen Antibiotika zu behandeln. In Dänemark wurde ein Schema entwickelt, das vorsah im vierteljährlichen Abstand jeweils über drei Wochen eine i.v.-Antibiotikatherapie durchzuführen. Dieser Therapieansatz zeigte, dass auch eine Intervalltherapie effektiv sein kann. Parallel dazu gab es erste Entwicklungen, die intravenösen Antibiotika auch inhalativ zu verwenden. Es gab Inhalationen von Ceftazidim, Meropenem und – am erfolgreichsten – Tobramycin [25].

Die Durchführung von straff festgelegten, unabhängig von der klinischen Situation terminierten intravenösen Antibiotikatherapien ist derzeit in den meisten Zentren nicht mehr üblich. In der Regel wird die i.v.-Antibiotikatherapie entweder von der Klinik (Exazerbationen) oder dem klinischen Verlauf (Lungenfunktion) gesteuert. Anfängliche Hinweise, dass das sog. »Dänische Konzept« zu einer höheren Lebenserwartung führen könnte, haben sich nicht bestätigt [26].

Bei der Auswahl der intravenösen Antibiotika kann auf die Resistenztestung zurückgegriffen werden. Allerdings muss betont werden, dass die Resistenztestung in vitro häufig keine gute Korrelation mit dem klinischen Outcome hat. Zudem scheinen Synergietestungen, wie sie in manchen Labors üblich sind, auch keine Verbesserung des Outcome zu bewirken. Dennoch ist die mikrobiologische Diagnostik immer noch ein wertvoller Baustein, insbesondere dann, wenn multiresistente Pseudomonasstämme vorliegen [27].

Üblicherweise werden intravenöse Antibiotikatherapien über mindestens 14 Tage, besser 21 Tage, verabreicht. In aller Regel erfolgt eine Kombination von Ceftazidim oder Meropenem mit Tobramycin. Seit kurzem ist – insbesondere in England und Irland – die Kombination mit intravenös verabreichtem Colistin beliebt, das allerdings in Deutschland hierfür nicht mehr zugelassen ist. Hier werden Dosierungen zwischen zwei und sechs Mio. IE pro Tag empfohlen. Die entsprechenden Dosierungen der übrigen i.v.-Antibiotika sind den Leitlinien zu entnehmen [28].

Orale Therapie der chronischen Pseudomonas-Infektion

Als orale Antibiotika zur Behandlung einer Pseudomonas-Lungeninfektionen sind derzeit nur Chinolone verfügbar. Mittel der Wahl sind entweder Ciprofloxacin in einer Dosis von 2-mal 750 mg oder Levofloxacin in einer Dosierung von 2-mal 500 mg, wobei Letzteres etwas bessere Lungendepositionswerte aufweist. Allerdings besteht bei beiden Antibiotika die Problematik, dass sich relativ rasch eine Resistenzentwicklung gegen Pseudomonas nachweisen lässt. Um dem entgegenzuwirken, wird in manchen Zentren versucht, Chinolone nur zyklisch, z. B. alle zwei bis vier Wochen über jeweils zwei Wochen, häufig parallel mit der Inhalation von Antibiotika (▶ unten) zu geben. Trotzdem muss festgehalten werden, dass gerade bei langjähriger Anwendung dieser Antibiotika die Wirksamkeit deutlich nachlässt.

Von manchen Patienten wird fälschlicherweise auch Azithromycin als Pseudomonas-wirksam verstanden, da für Azithromycin in mehreren klinischen Studien eine lungenfunktionsstabilisierende und eine die Exazerbationshäufigkeit senkende Wirkung nachgewiesen wurde. Dies liegt vermutlich daran, dass Azithromycin die Pseudomonas-Biofilmproduktion inhibiert. Dadurch können dann sekundär die körpereigene Abwehr bzw. die extern zugeführten Antibiotika eine bessere Wirksamkeit entwickeln.

Die angeführten Studien weisen darauf hin, dass Azithromycin auch bei einer chronischen Pseudomonas-Infektion ein Standardbaustein der Therapie sein sollte. Es wird eine Dosierung von 3-mal 500 mg pro Woche bzw. 5- bis 7-mal täglich 250 mg empfohlen [20].

Inhalative antibiotische Therapie bei chronischer Pseudomonas-Infektion

Da intravenös verabreichte Antibiotika bei Mukoviszidose-Patienten häufig deutlich geringere Wirkstoffspiegel in den Atemwegen erzielen als inhalativ verabreichte, wurde die Entwicklung der inhalativen Antibiotika stetig vorangetrieben. Dabei konnte gezeigt werden, dass z. B. Aminoglykoside sehr hohe pulmonale Wirkspiegel erzielen können, bei gleichzeitig geringer systemischer Wirkung. Allerdings besteht immer auch eine Diffusion der inhalativ gegebenen Antibiotika in den Blutkreislauf, so dass entsprechende Toxizitäten auch bei der inhalativen Gabe berücksichtigt werden müssen.

Bei der inhalativen Antibiotikatherapie sind mehrere Faktoren zu beachten:
- Häufigkeit der täglichen Applikation,
- Vernebelungsdauer,
- gleichzeitige Physiotherapie,
- möglicher postantibiotischer Effekt,
- Intervalltherapie oder Dauertherapie,
- verwendetes Inhalationsgerät.

Auf dem deutschen Markt sind derzeit drei inhalative Antibiotika zur Therapie der chronischen Pseudomonas-Infektion bei Mukoviszidose-Patienten zugelassen:
- Tobramycin
- Colistin
- Aztreonamlysin

Tobramycin ist das Medikament, das als Erstes zur inhalativen Behandlung einer chronischen Pseudomonas-Lungeninfektion bei Mukoviszidose-Patienten zugelassen wurde. Die von Ramsey durchgeführte Studie ist immer noch die Referenzstudie, an der sich die nachfolgenden Präparate jeweils messen müssen [29]. In der plazebokontrollierten Phase dieser Studie wiesen Patienten der Verumgruppe, die über einen Zeitraum von 6 Monaten zyklisch 28-tägig Tobramycin 300 mg 2-mal täglich inhalierten bzw. über 28 Tage pausierten, eine deutliche Verbesserung der Lungenfunktion auf (gemessen am FEV_1). Die Lungenfunktion der Plazebogruppe verschlechterte sich allerdings kontinuierlich. Erst als die Plazebogruppe auch Tobramycin erhielt, verbesserte sich diese wieder. Allerdings hat sie nie das Niveau der Verumgruppe erreicht.

Die parallel erhobenen Resistenzdaten zeigten, dass Patienten unter Tobramycin-Inhalation zwar zunehmend eine Resistenz gegen Tobramycin entwickelten, allerdings waren die MIC_{90}-Werte immer noch deutlich niedriger als die Wirkspiegel, die bei der Inhalation erzielt wurden.

Parallel zu dem aufgrund der Studienergebnisse zugelassenen Tobramycin wurden und werden auch andere Präparationen verwendet, die sich z. T. im pH-Wert von Tobramycin unterscheiden.

In Deutschland und anderen europäischen Ländern hat sich entgegen der 28-tägigen On/Off-Zyklen ein häufig angewendetes 14-tägiges Schema durchgesetzt, da viele Patienten die langen Off-Phasen schlecht toleriert haben. Eine negative Beeinträchtigung der Resistenzsituation hat sich hierdurch vermutlich nicht ergeben, allerdings wurde dies nie systematisch untersucht.

Tobramycin ist primär zugelassen für einen bestimmten Düsenvernebler, inzwischen gibt es aber auch Daten, dass die Inhalation mit einem Membranvernebler genauso möglich ist und auch keine unterschiedlichen Wirkspiegel im Blut bewirkt. Wesentlicher Vorteil der Membranvernebler ist die kürzere Inhalationsdauer, die z. B. für 5 ml Wirkstoff nur eine Dauer von 8 Minuten benötigt, bei dem herkömmlichen Düsenvernebler beträgt die Inhalationsdauer mindestens 15–18 Minuten [30]. Allerdings kann beim Membranvernebler schlechter parallel zur Inhalation auch Physiotherapie durchgeführt werden, da bisher keine Stopptaste existiert.

Das inhalative Colistin, ein Polymyxinderivat, bietet den besonderen Vorteil, dass es unter seiner Anwendung nur sehr selten zu einer Resistenzentwicklung gegen Pseudomonas kommt, da Colistin direkt die Zellwand der Bakterien zerstört. Obwohl es im englischen Sprachraum schon seit vielen Jahren eingesetzt wird, existieren leider keine Daten aus guten, plazebokontrollierten Studien. Dennoch zeigt die klinische Erfahrung, dass Colistin inhalativ gut wirksam ist. Es wird eine Dosierung von 2-mal 1 Mio. IE empfohlen, allerdings häufen sich derzeit Hinweise darauf, dass eine Dosis von 2-mal 2 Mio. IE wirksamer sein könnte, bei gleich bleibender Nebenwirkungsrate [31]. Im Gegensatz zur Inhalation von Tobramycin wird bei inhalativ verabreichtem Colistin eine Dauertherapie empfohlen, da selten Resistenzentwicklungen auftreten und damit die Pausen, die häufig zu einem Wiederaufflammen der Pseudomonas-Infektion führen, vermieden werden. Allerdings wird Colistin nicht von allen Patienten vertragen, doch gilt dies letztendlich für alle inhalierbaren Antibiotika. Nebenwirkungen wie Husten, Heiserkeit, schlechter Geschmack im Mund können immer auftreten.

Für Colistin wie für Tobramycin sind inzwischen auch Pulverformulierungen in der Entwicklung, wobei hier die Zulassung des Tobramycin-Trockenpulvers in Deutschland bereits erfolgt ist; für Colistin steht dies noch aus.

Als drittes und zuletzt zugelassenes inhalatives Antibiotikum für die Therapie der chronischen Pseudomonas-Infektion bei Mukoviszidose-Patienten ist Aztreonamlysin zu nennen. Aztreonamlysin ist ein schon lange bekanntes Antibiotikum, ein Monobactam, das das penicillinbindende Protein-3 bindet und eine Inhibition der bakteriellen Zellwandsynthese bewirkt. Aztreonamlysin wirkt ausschließlich auf gramnegative Keime, daher ist es bei Staphylokokken unwirksam. Erfreulicherweise ist die Datenlage für die inhalative Gabe von Aztreonamlysin bei Mukoviszidose-Patienten sehr gut. Durch entsprechende Vorgaben der FDA und der EMA wurden mehrere, zum Teil plazebokontrollierte, zum Teil Tobramycin-kontrollierte Studien durchgeführt. In allen Studien konnte für Aztreonamlysin eine verbesserte Wirksamkeit gegenüber Plazebo bzw. auch eine verbesserte Wirksamkeit bei Patienten unter chronischer Tobramycin-Inhalation gezeigt werden. Allerdings zeigt sich hier wie auch in der ursprünglichen Tobramycin-Studie, dass nach mehrmaligen Zyklen die Wirksamkeit von Aztreonamlysin vermutlich nachlässt [32].

Im Gegensatz zu Tobramycin und Colistin muss Aztreonamlysin 3-mal täglich inhaliert werden, um einen möglichst konstanten Wirkspiegel im Sputum zu erzielen. Ein postantibiotischer Effekt für Aztreonamlysin ist nicht bekannt. In den Dosisfindungsstudien zeigte sich, dass wahrscheinlich eine Dosis von 3-mal 75 mg am verträglichsten ist, allerdings gibt es Vermutungen, dass höhere Dosierungen von 150 mg bzw. 225 mg eine höhere Wirksamkeit erzielen, möglicherweise jedoch verbunden mit einer erhöhten Nebenwirkungsrate im Sinne von schlechtem Geschmack, Husten, Bronchialverengung oder vermehrtem Auswurf [33].

Aztreonamlysin wird mit einem speziellen Vernebler ausgeliefert. Dieser ist nur für Aztreonamlysin zu verwenden, da die geringe Inhalationsmenge von < 2 ml bei dem bisherigen eflow-Vernebler im Restvolumen hängen bleiben würde. Erfreulich an der Aztreonamlysin-Vernebelung ist die kurze Vernebelungsdauer von 2–3 Minuten. Dies ist deutlich kürzer als bei Tobramycin (etwa 8 Minuten) oder Colistin (etwa 10 Minuten). Trotzdem ist es für manche Patienten gerade im Berufsalltag schwierig, die 3-mal tägliche Inhalation durchzuführen. Es sollte zumindest darauf geachtet werden, dass zwischen zwei Inhalationen jeweils mindestens vier Stunden Abstand liegen. Dadurch ist es auch denkbar, dass die zweite Inhalation tagsüber am späten Nachmittag gegeben wird, wenn die dritte Inhalation spätabends erfolgt.

Im ersten Jahr seit der Zulassung hat sich Aztreonamlysin als drittes Antibiotikum bei Mukoviszidose-Patienten in der Inhalationstherapie etabliert, wobei insbesondere die gute Verträglichkeit und die Wirksamkeit für die Patienten im Vordergrund stehen [33, 34].

Welches der drei inhalativen Antibiotika beim jeweiligen Patienten verwendet werden kann, ist von mehreren Faktoren abhängig. Zum einen von der Verträglichkeit, da häufig nicht vorausgesagt werden kann, welches inhalative Antibiotikum vertragen wird. Daneben spielt die Resistenzsituation eine Rolle, die allerdings von der klinischen Wirksamkeit dominiert wird. Aus der Sicht des Autors ist zunächst die probatorische Gabe eines Antibiotikums empfehlenswert; wenn sich nach etwa einer Woche keine deutliche Besserung der klinischen Symptomatik erzielen lässt, muss ggf. umgestellt werden. Für Tobramycin und Aztreonamlysin sind jeweils nur 28-tägige Zyklen zugelassen, gefolgt von 28 Tagen Pause. Aus den Erfahrungen des Autors spricht jedoch einiges dafür, dass die Pausenintervalle mit einem anderen Antibiotikum gefüllt werden könnten. So ist z. B. eine zyklische Dauerinhalation von Tobramycin, Colistin und Aztreonamlysin denkbar. Auch eine alternierende Inhalation ist zu überlegen.

Inzwischen gibt es auch erste Daten, dass eine inhalative Kombinationstherapie von z. B. Tobramycin und Colistin oder Tobramycin und Aztreonamlysin eingesetzt werden könnte [34]. Klinische Studien stehen hierzu allerdings noch aus.

Durch Aztreonamlysin, das in Deutschland seit April 2010 zugelassen ist, wird das Spektrum der inhalativ verabreichbaren Antibiotika zur Behandlung einer Pseudomonas-Lungeninfektion erweitert.

Fallsammlung Zystische Fibrose

Smaczny
Fischer · Heuer
Eickmeier
Ballmann

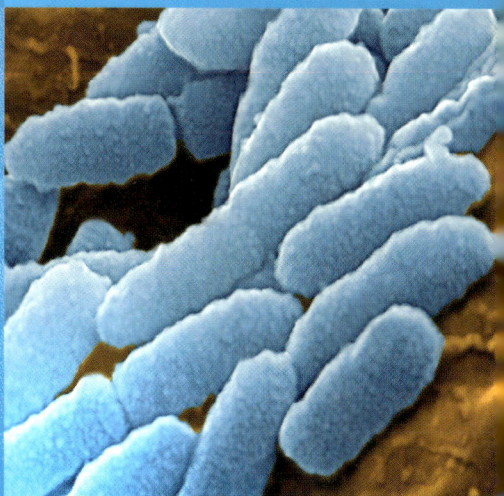

Springer

Literatur

1. Rosenstein BJ, Cutting GR (1998) The diagnosis of cystic fibrosis: a consensus statement. J Pediatr 132: 589–595
2. Davis PB (2006) Cystic fibrosis since 1938. Am J Respir Crit Care Med 173: 475–482
3. Bell SC, Robinson PJ (2007) Exacerbations in cystic fibrosis: 2. prevention. Thorax Aug 62: 723–732
4. Turcios NL (2005) Cystic fibrosis: an overview. J Clin Gastroenterol 39: 307–317
5. Cystic Fibrosis Foundation Patient Registry Annual Data Report 2008. Bethesda, Maryland: Cystic Fibrosis Foundation. Available at: http://www.cff.org/aboutCFFoundation/AnnualReport/#Annual_Reports (accessed 14th April 2011)
6. Boyle MP (2007) Adult cystic fibrosis. JAMA 298: 1787–1793
7. Stern M, Sens B, Wiedemann B, Busse O, Damm G, Wenzlaff P (2009) Qualitätssicherung Mukoviszidose. Überblick über den Gesundheitszustand der Patienten in Deutschland 2007. Hippocampus, Bad Honeff
8. Cystic Fibrosis Foundation Patient Registry Annual Data Report 2009. Bethesda, Maryland: Cystic Fibrosis Foundation; 2011. Available at: http://www.cff.org/aboutCFFoundation/AnnualReport/#Annual_Reports (accessed 14th April 2011)
9. Gibson RL, Burns JL, Ramsey BW (2003) Pathophysiology and management of pulmonary infections in cystic fibrosis. Am J Respir Crit Care Med 168: 918–951
10. Govan JR, Deretic V (1996) Microbial pathogenesis in cystic fibrosis: mucoid Pseudomonas aeruginosa and Burkholderia cepacia. Microbiol Rev 60: 539–574
11. Henry RL, Mellis CM, Petrovic L (1992) Mucoid Pseudomonas aeruginosa is a marker of poor survival in cystic fibrosis. Pediatr Pulmonol 12:158–161
12. Emerson J, Rosenfeld M, McNamara S, Ramsey B, Gibson RL (2002) Pseudomonas aeruginosa and other predictors of mortality and morbidity in young children with cystic fibrosis. Pediatr Pulmonol 34: 91–100
13. Que C, Cullinan P, Geddes D (2006) Improving rate of decline of FEV_1 in young adults with cystic fibrosis. Thorax 61: 155–157
14. Davis PB, Byard PJ, Konstan MW (1997) Identifying treatments that halt progression of pulmonary disease in cystic fibrosis. Pediatr Res 41: 161–165
15. UK CF Registry Annual Data Report, 2007. Available at: http://www.cftrust.org.uk/aboutcf/publications/cfregistryreports/UK_CF_Registry_Annual_Data_Report_2007.pdf (accessed 30th October 2009)
16. Olivier KN, Yankaskas JR, Knowles MR (1996) Nontuberculous mycobacterial pulmonary disease in cystic fibrosis. Semin Respir Infect 11: 272–284
17. Olivier KN, Weber DJ, Wallace RJ Jr et al. (2003) Nontuberculous mycobacteria in Cystic Fibrosis Study Group. Am J Respir Crit Care Med 167: 828–834
18. Radhakrishnan DK, Yau Y, Corey M et al. (2009) Non-tuberculous mycobacteria in children with cystic fibrosis: isolation, prevalence, and predictors. Pediatr Pulmonol 44: 1100–1106
19. Esther CR Jr, Esserman DA, Gilligan P, Kerr A, Noone PG (2010) Chronic Mycobacterium abscessus infection and lung function decline in cystic fibrosis. J Cyst Fibros 9: 117–123
20. Flume PA, O'Sullivan BP, Robinson KA et al. and the Cystic Fibrosis Foundation (2007) Cystic Fibrosis Pulmonary Guidelines: Chronic Medications for Maintenance of Lung Health. Am J Respir Crit Care Med 176: 957–969
21. Döring G, Gulbins E (2009) Cystic fibrosis and innate immunity: how chloride channel mutations provoke lung disease. Cell Microbiol 11: 208–216
22. Regelmann WE, Elliott GR, Warwick WJ et al. (1990) Reduction of sputum Pseudomonas aeruginosa density by antibiotics improves lung function in cystic fibrosis more than do bronchodilators and chest physiotherapy alone. Am Rev Respir Dis 141: 914–921
23. Ulrich M, Worlitzsch D, Viglio S et al. (2010) Alveolar inflammation in cystic fibrosis. J Cyst Fibros; 9: 217–227
24. Flume PA, Mogayzel PJ, Robinson KA et al. and the Clinical Practice Guidelines for Pulmonary Therapies Committee (2009) Cystic Fibrosis Pulmonary Guidelines. Treatment of Pulmonary Exacerbations. Am J Respir Crit Care Med 180: 802–808
25. Crozier DN, Khan SR (1976) Tobramycin in treatment of infections due to Pseudomonas aeruginosa in patients with cystic fibrosis. J Infect Dis 134 (Suppl): S187–190
26. Knudsen PK, Olesen HV, Høiby N et al. and the Scandinavian CF Study Consortium (SCFSC) (2009) Differences in prevalence and treatment of Pseudomonas aeruginosa in cystic fibrosis centres in Denmark, Norway and Sweden. J Cyst Fibros 8: 135–142
27. Aaron SD (2007) Antibiotic synergy testing should not be routine for patients with cystic fibrosis who are infected with multiresistant bacterial organisms. Paediatr Respir Rev 8: 256–261

28. Heijerman H, Westerman E, Conway S et al. and the Consensus Working Group (2009) Inhaled medication and inhalation devices for lung disease in patients with cystic fibrosis: A European consensus. J Cyst Fibros 8: 295–315

29. Ramsey BW, Pepe MS, Quan JM et al. and the Cystic Fibrosis Inhaled Tobramycin Study Group (1999) Intermittent administration of inhaled tobramycin in patients with cystic fibrosis. N Engl J Med 340: 23–30

30. Rottier BL, van Erp CJ, Sluyter TS et al. (2009) Changes in performance of the Pari eFlow rapid and Pari LC Plus during 6 months use by CF patients. J Aerosol Med Pulm Drug Deliv 22: 263–269

31. Michalopoulos A, Papadakis E (2010) Inhaled anti-infective agents: emphasis on colistin. Infection 38: 81–88

32. Fischer R (2010) Aztreonamlysin: inhalative antibiotische Therapie bei Patienten mit zystischer Fibrose. Thieme Drug Report 4: 8–11

33. Retsch-Bogart GZ, Burns JL, Otto KL et al. (2008) A phase 2 study of aztreonam lysine for inhalation to treat patients with cystic fibrosis and Pseudomonas aeruginosa infection. Pediatr Pulmonol 41: 47–58

34. McCoy KS, Quttner AL, Oermann M et al. (2008) Inhaled Aztreonamlysin for chronic airway Pseudomonas aeruginosa in Cystic Fibrosis. Am J Respir Crit Care Med 178: 921–928

Printing and Binding: Stürtz GmbH, Würzburg

Printing and Binding: Stürtz GmbH, Würzburg